Heilkräuter

Tees aus dem Garten der Natur

heilen – lindern – vorbeugen

Tamara Hayndal

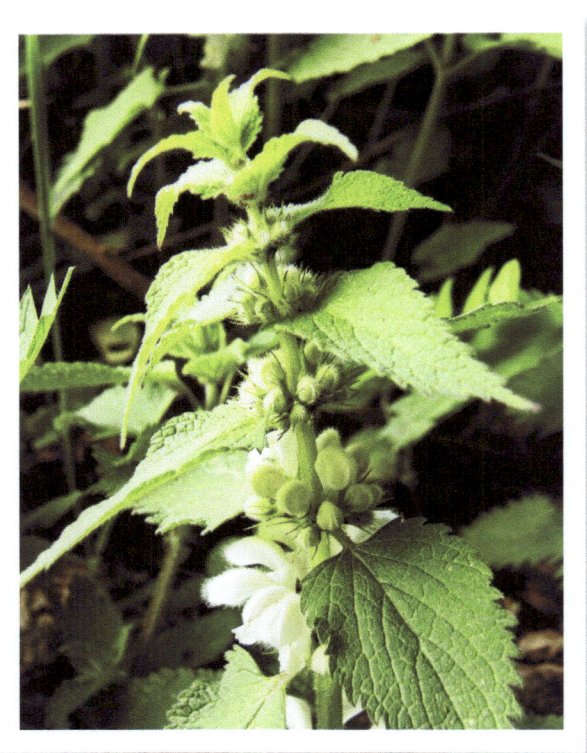

Heilkräuter
Tees aus dem Garten der Natur
heilen – lindern – vorbeugen

Tamara Hayndal

2. Auflage © 2023

Impressum

Heilkräuter – Tees aus dem Garten der Natur
heilen – linden – vorbeugen

Herstellung und Verlag: Books on Demand, Norderstedt GmbH

Umschlaggestaltung: Tamara Hayndal
alle Fotos von Tamara Hayndal

Bibliografische Information der Deutschen Nationalbibliothek:
Die Deutsche Nationalbibliothek verzeichnet diese Publikation in der Deutschen Nationalbibliografie; detaillierte bibliografische Daten sind im Internet über http://dnb.d-nb.de abrufbar.

Printed in Germany

2. überarbeitete Auflage
Herstellung und Verlag: BoD – Books on Demand, Norderstedt
ISBN 978-3752645699

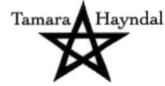

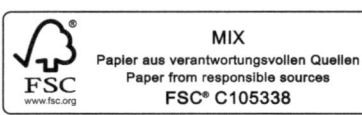

MIX
Papier aus verantwortungsvollen Quellen
Paper from responsible sources
FSC® C105338

Inhalt

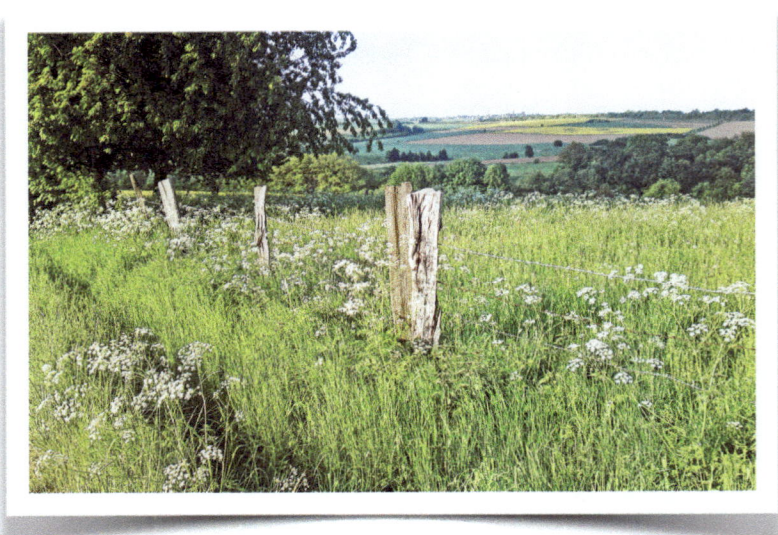

Tee – Getränk der Götter

Nähern wir uns der Thematik mit einem Sprichwort: Abwarten und Tee trinken. In diesem Satz steckt viel Wahrheit. Der Tee hat die Kraft, unserem Organismus Gutes zu tun. Wir trinken den Tee, den Rest besorgen die Natur und die vielen kleinen Helfer. Diesen Helfern in uns müssen wir nun etwas Gutes tun. Die Kräfte aus dem Tee helfen und stimulieren unseren Körper. Wir brauchen für die Krankheit »nur noch« die Zeit, die wir unserem Körper geben müssen, damit wir Linderung oder gar Heilung erfahren. Das scheint trivial. Allerdings sind heute nur noch wenige Menschen in der Lage, sich diese Zeit zu gönnen. Noch ein Sprichwort? Herr, gib' mir Geduld, und zwar sofort! (nach Wolfgang Clement). Und auch dieses Sprichwort kennt jeder: »dagegen ist kein Kraut gewachsen.« Das heißt aber auch, dass es eine Menge Probleme gibt, gegen die ein Kraut gewachsen ist!

Es gibt viele Möglichkeiten, wie wir die Heilkraft der Natur nutzen können. In diesem Buch konzentrieren wir uns auf eine nahezu rituelle – und nebenbei – sehr genussvolle Art, einen kleinen Helfer für uns dienstbar zu machen – die Teemischung.

Das Aussuchen der Kräuter, die Mischung, das Erhitzen des Wassers, das Aufbrühen, Abseihen und schließlich der Genuss – alles ist Ritual. So haben wir Teil an den Kräften der Natur, denn das Zauberhafte beginnt weit vor unserem Vorhaben, einfach nur Tee zu trinken. Die Kräfte der Natur sind in die Pflanze gelangt – durch Sähen, Wachstum, den Jahreszeiten, dem wandelnden Mond. Nähern wir uns den Pflanzen mit Respekt, diese meist kleinen Geschöpfe haben es in sich!

Genießen wir den Tee, so ist dieser viel mehr als ein bloßes Getränk, mit dem wir Wirkstoffe aufnehmen wie mit einer verschriebenen Tablette des Arztes. Ähnlich wie die Wahl und die Zubereitung des richtigen Tees, ist auch der Genuss ein vielschichtiges Erlebnis. Der Dampf steigt in die Nase und entfaltet oftmals als erstes eine Heilwirkung, besonders bei Atemwegsproblemen. Der Geschmack und der Geruch sind bei jeder Therapie nicht zu unterschätzen. Hier haben wir den ersten Eindruck, dass tatsächlich etwas mit uns passiert, wir erleben den Tee. Der warme Tee in unserem Bauch ist die Flüssigkeit, die uns oft fehlt, weil viele Menschen, besonders wenn sie krank sind, zu wenig trinken. Der warme Tee ist angenehm und lässt uns spüren, dass wir uns etwas Gutes tun – lassen wir die Wirkung zu! Das ist wichtig, denn nur wer Heilung und Linderung erfahren will, der kommt seinem Ziel näher. Das Gegenteil scheint absurd zu sein, ist es leider oft nicht. Man prüfe sich und seine Umgebung genau – jeder kennt mindestens eine Begebenheit, in der man sich fragte, wieso tut er/sie das? Will sie denn nicht, dass es besser wird? Nein, will er/sie nicht. Das kann viele Gründe haben, das können wir hier nicht besprechen. Nur so viel sei gesagt, der Wille zur Heilung ist entscheidend. Und dann ist es wichtig, dass wir handeln, dass wir spüren, dass etwas für uns getan wird. Und eine Tasse Tee ist hier schon sehr viel.

Die Heilkräuter hatten noch vor gar nicht langer Zeit einen hohen Stellenwert. Heute erfahren sie eine gewisse Renaissance, selbst die Schulmedizin verwendet viele Stoffe, die aus Heilkräutern extrahiert werden. Mit diesen Kräutern verfolgen wir drei Ziele: Heilen, lindern, vorbeugen. Schauen wir uns in diesem Buch an, welche Möglichkeiten die Heiltees bereithalten.

Zubereitung

Im Allgemeinen ist die Teebereitung jedem bekannt. Man nehme die Kräuter, übergieße sie mit heißem Wasser – ziehen lassen – fertig. Es gibt ausgedehnte Philosophien über die Temperatur des Wassers, z. B. Mögen es Grüntees nicht gerne so heiß etc. Da wir aber in diesem Buch mit Heil- und Wildkräuter arbeiten, können wir getrost heißes Wasser, das nicht mehr siedet, über die Kräuter gießen.

Den Tee lässt man am besten 5 – 10 Minuten ziehen. Es gibt aber auch Kräuter, die mögen es gerne länger. Bei den entsprechenden Rezepten gebe ich stets eine Empfehlung für die Zeit des Ziehens. Je nachdem wie lange ein Tee zieht, gelangen andere Stoffe aus dem Kraut – vielleicht auch Stoffe, die wir gar nicht wollen, Gerbstoffe, die den Tee bitter machen zum Beispiel. Somit ist die Zeit eine wichtige Größe bei der Teezubereitung, sie entscheidet über Geschmack, Farbe und Heilstoffe, die nachher im Tee vorzufinden sind.

Ich bevorzuge es, den Tee in einen Teefilter zu geben und damit den Sud nach dem Ziehen aus der Tasse herauszunehmen. Das erspart mir das Abseihen, bzw. das Umfüllen in ein anderes Gefäß. Manche legen den Tee lieber lose in die Tasse, damit von einem Filter oder einem Teesieb keine Irritationen ausgehen. Der Nachteil ist allerdings, dass der Tee immer stärker wird. Ich denke, Du wirst Deine eigene Meinung dazu haben – sonst probiere es einfach aus. In der jeweiligen Zubereitung spreche ich von »... und abseihen«. In welcher Art und Weise, ob durch Umfüllen und Sieben oder durch Herausnehmen des Teesiebes oder des Teefilters bleibt Dir überlassen – Du weißt jetzt, was ich damit meine.

Noch ein Wort zum Teeritual: Brühe Dir den Tee stets mit der Hand auf, bitte nicht mit irgendeinem Vollautomaten. Lass Dir Zeit und bereite den Tee sehr bewusst zu, auch das ist bereits ein Teil der Maßnahme für Dein Wohlbefinden!

Die Kräuter kann man heute hervorragend in Reformhäusern, in der Bioecke im Supermarkt oder in einer Apotheke kaufen. Ein bisschen näher dran am Kraut ist man natürlich, wenn man sie selbst zieht. Man kann die Kräuter auch in der freien Natur sammeln, dies ist jedoch aufwändig und nicht jede Pflanze darf man einfach pflücken. Außerdem solltest Du Dir sicher sein, was Du sammelst. Somit bevorzuge ich neben dem Kauf die eigene Aufzucht.

Tu Dir einen Gefallen, bei allen Erkrankungen, bei denen Du Dir nicht hundertprozentig sicher bist – frage eine Ärztin oder Arzt. Wenn Du eine Therapie erhältst und diese mit den Heilkräutern unterstützen möchtest – gerne! Wenn Du die Krankheit oder Dein Leiden kennst und Dir sicher bist, kannst Du gerne auf Heiltees zurückgreifen. Ich möchte nur verhindern, dass Du zu lange an Deiner Krankheit »rumdokterst« und wertvolle Zeit verstreicht, in der Dir Deine Ärztin vielleicht ganz simpel hätte helfen können – oder eine ernste Krankheit nicht mehr beherrschbar wird.

Unter »Zutaten« habe ich die Kräuter aufgelistet, die für den Tee genutzt werden. Sie sollen dann zu gleichen Teilen verwendet werden. Ist ein bestimmtes Mischungsverhältnis nötig, so habe ich dieses in »Teile« angegeben. Also beispielsweise 2 Teile von dem Kraut und 3 Teile von diesem Kraut. Für eine Tasse können das jeweils Prisen sein, so dass Du für eine Tasse einen Esslöffel (EL) Kräuter aufbrühen kannst. Für eine Kanne kannst Du entsprechend mehr zusammenmischen. Du kannst Dir auch eine größere Menge vorbereiten und diese dann in einem dunklen Glas tro-

cken aufbewahren. So hast Du die Mischung immer griff-
bereit, wenn Du Dir einen Tee öfters bereiten willst.

Ich wünsche Dir viel Freude mit meiner Rezeptsammlung –
und gute Besserung!

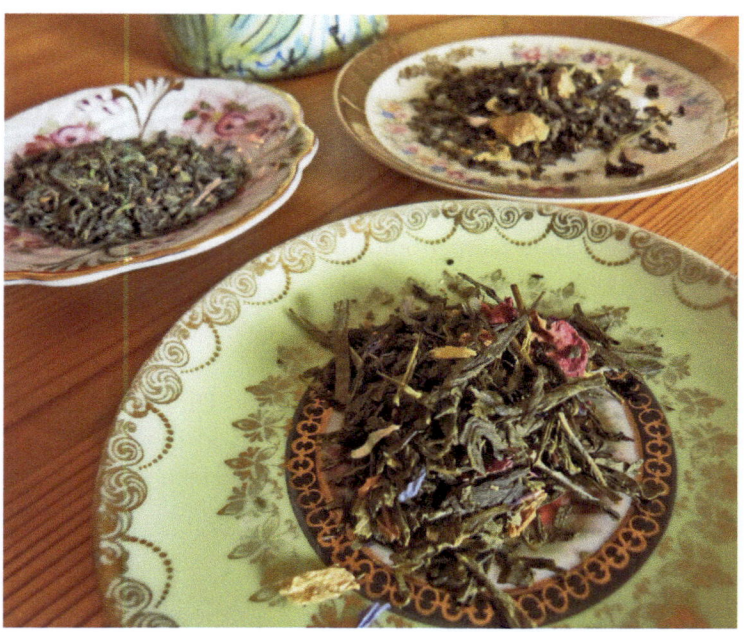

Husten – Schnupfen – Heiserkeit

Fast immer sind die Erkältungskrankheiten und Entzündungen der oberen Atemwege harmlos – trotzdem hauen sie einen um. Allein das Naselaufen und die Beschwerden beim Atmen, beeinträchtigen uns ungemein. Eine Erkältung ist ein gutes Training für unser Immunsystem. Zumindest damit können wir uns trösten – jeder Schnupfen hat auch einen sinnvollen Effekt auf unseren Körper.

Trotzdem ist die Erkrankung lästig. Wir können sie nicht heilen – aber die Symptome lindern. Eins ist wichtig bei allen entzündlichen Erkrankungen: Schone Dich! Du musst nicht den ganzen Tag im Bett bleiben, doch mute Dir nicht zu viel zu, Dein Körper braucht Zeit, um zu heilen.

Eine Warnung sei gegeben: Eine echte Grippe hat nichts mit einem Schnupfen zu tun. Die Grippe ist sehr gefährlich, und geht immer mit Fieber einher. Hier musst Du dringend einen Arzt aufsuchen. Dennoch können Dir dann Tees bei bestimmten Symptomen helfen und Dir Linderung verschaffen oder Dir helfen, mit Genuss Deinen Flüssigkeitshaushalt aufzubessern.

Erkältungstee

Diese Teemischung ist ein Alleskönner. Gegen die häufigsten Symptome einer Erkältung wirkt die Mischung hervorragend. Besonders am Abend empfehle ich Dir diesen Tee, damit Du Schlaf findest und fit in den neuen Tag starten kannst.

Zutaten

- Mädesüß (Blüten)
- Holunderblüten
- Lindenblüten
- Thymian
- Huflattich (Blätter)
- Salbei (Blätter)

Zubereitung

1 EL dieser Mischung mit 1/4 l kochendem Wasser übergießen, 5 Minuten ziehen lassen, abseihen. Süße den Tee nach Belieben mit Honig. Trinke den heißen Tee in kleinen Schlucken, und lege Dich danach zu Bett und decke Dich gut zu.

Hals- und Rachentee

Trinke diesen Tee schon bei den ersten Anzeichen, damit er Dir Linderung verschaffen kann. Kein Tee kann Deine Halsschmerzen wegzaubern, aber er sorgt rasch für Erleichterung!

Zutaten

- Malve
- Kamillenblüten
- Salbei (Blätter)

- Holunderblüten
- Hagebutte
- Lindenblüten

Zubereitung

1 EL dieser Mischung mit 1/4 l kochendem Wasser übergießen, 10 Minuten ziehen lassen, abseihen. Trinke drei bis viermal täglich eine Tasse.

Tipp: mit diesem Tee kann man bei Halsschmerzen gut gurgeln.

Hustentee

Grade bei festsitzendem Husten ist dieser Tee geeignet, denn das Wichtigste ist das Abhusten, damit sich nichts in der Lunge festsetzt und dann sogar zur Lungenentzündung führt. Der Tee hilft gegen die Entzündung und wirkt antibakteriell.

Zutaten

- 2 TL Anis (Samen)
- 1 TL Schlüsselblume
- 2 TL Spitzwegerich
- 1 TL Königskerze (Blüten)
- 1 TL Veilchen
- 2 TL Thymian
- 1 TL Eibisch (Blätter)

Zubereitung

Am besten die Anissamen mit einem Mörser kurz zerstoßen. Einen EL dieser Mischung mit 1/2 l kochendem Wasser übergießen, 5 – 10 Minuten ziehen lassen und dann abseihen. Trinke zwei bis dreimal täglich eine Tasse heißen Tee, atme auch den Dampf aus der Teetasse ein.

Ein zweiter Hustentee

Dieser Tee lässt hilft Dir beim Abhusten. Atme die Dämpfe aus der heißen Tasse ein, auch sie helfen Dir, die Bronchien werden sich weiten – damit kannst Du wieder frei durchatmen.

Zutaten

- 1 TL Eukalyptus
- 2 TL Anis (Samen)
- 1 TL Malve (Blüten)
- 2 TL Thymian
- 1 TL Melisse (Kraut)

Zubereitung

Am besten die Anissamen mit einem Mörser kurz zerstoßen. Einen EL dieser Mischung mit 1/2 l kochendem Wasser übergießen, 5 – 10 Min. ziehen lassen und abseihen. Trinke zwei bis drei Tassen täglich.

Bronchitistee

Hat sich der Husten tief in die Bronchien festgesetzt, hilft Dir dieser Tee. Heilkräuter haben oft eine regulierende Wirkung, was den Schleim löst und den Auswurf fördert, kann auch reizlindernd wirken. Dieser Tee hilft Dir, gut abzuhusten und lästigen Reizhusten zu lindern.

Zutaten

- 3 Teile Myrte (Blätter)
- 2 Teile Thymian
- 1 Teil Eibisch (Blätter)
- 1 Teil Fenchelsamen
- 1 Teil Königskerze (Blüten)

Zubereitung

1 EL dieser Mischung mit 1/4 l kochendem Wasser übergießen, 10 Min. ziehen lassen und abseihen. Trinke zwei bis drei Tassen täglich. Nach Belieben kannst Du den Tee mit Honig süßen.

Nebenhöhlentee

Dieser Tee erleichtert die Atmung und befreit die Nase. Entzündete Nebenhöhlen sind schmerzhaft und können sogar chronisch werden. Der Tee hilft, dass das Sekret gut abfließt und Du wieder Luft durch die Nase bekommst. Das Schlimmste ist in dieser Phase ist, nur durch den Mund atmen zu müssen. Alle physiologischen Aufgaben der Nase sind dann außer Gefecht gesetzt, wie das Filtern und Anfeuchten der Atemluft.

Zutaten

- 1 Teil Holunderblüten
- 2 Teile Lindenblüten
- 1 Teil Mädesüß (Blüten)
- 2 Teile Myrte (Blätter)

Zubereitung

1 EL dieser Mischung mit 1/4 l kochendem Wasser übergießen, 10 Min. ziehen lassen und abseihen. Trinke zwei bis drei Tassen täglich, atme die Dämpfe aus der heißen Tasse tief ein – wenn möglich durch die Nase. Nach Belieben kannst Du den Tee mit Honig süßen.

Die inneren Organe

Magen, Darm, Leber, Galle und Blase

Die inneren Organe haben vielfältigste Aufgaben. Eine Aufgabe haben sie allen gemein: sie erfüllen Aufgaben rund um den Stoffwechsel. Somit versorgen sie uns bzw. sie kümmern sich um anfallende Ausscheidungsprodukte. Diese Aufgaben sind für uns überlebenswichtig – also sollten wir sie pfleglich behandeln.

Unsere Ernährung ist oft Dreh- und Angelpunkt vieler Probleme. Zu viel, zu hastig, von fraglicher Qualität. Das ist nur ein Aspekt. Oft sind die Nährstoffe unserer Mahlzeiten unausgewogen. Allem voran haben sie oft zu viel Fett und zu viel Zucker. Mit den Tees kann man diese Verfehlungen sicher nicht kompensieren, doch wenn Du auf Deine Ernährung achtest, können Dich diese Tees erfolgreich unterstützen und Dir Linderung verschaffen oder die Heilkräuter greifen regulierend in den Stoffwechsel ein.

Im Groben kann man das folgende Kapitel in drei Abschnitte Teilen: Magen und Darm, als zweites: Leber und Galle und zum Schluss Niere und Blase. Beginnen wir also mit dem Magen.

Gegen den nervösen Magen

Besonders Stress schlägt vielen auf den Magen – unsere Sprache kennt dazu eine Menge Redewendungen: das schlägt mir auf den Magen, das liegt mir im Magen usw. So können allein psychische Probleme zu somatischen – also körperlichen Symptomen führen, wie Übelkeit und Erbrechen oder gar zu Entzündungen (Gastritis) bis hin zum Magengeschwür, weil wir zu viel Säure im Magen haben. Sorge für Ausgeglichenheit in Deinem Leben, darüber hinaus kann Dich dieser Tee unterstützen.

Zutaten

- 1 Teil Tausendgüldenkraut
- 1 Teil Malve (Blüten)
- 1 Teil Kamillenblüten

Zubereitung

1 EL dieser Mischung mit 1/4 l kochendem Wasser übergießen, 5 – 10 Min. ziehen lassen und abseihen. Trinke zwei bis drei Tassen täglich.

Magen-Heiltee

Auch dieser Tee beruhigt den rebellierenden Magen. Sorge dafür, dass Du Deine Mahlzeiten in Ruhe einnehmen kannst Du solltest genügend Zeit haben, um das Essen nicht schlingen zu müssen. Lässt Dir der Alltag dazu keinen Raum, iss lieber kleine Portionen. Trinke nach dem Essen eine Tasse von diesem Tee.

Zutaten

* Süßholzwurzel
* Pfefferminze
* Himbeerblätter

* Kamillenblüten
* Baldrian (Wurzel)
* Fenchelsamen

Zubereitung

1 EL dieser Mischung mit 1/4 l kochendem Wasser übergießen, 5 – 10 Min. ziehen lassen und abseihen. Trinke zwei bis drei Tassen täglich.

Magen-Darm-Beruhigungstee

Besonders bei Krämpfen, Koliken und Schmerzen ist dieser Tee gut geeignet. Aber auch hier gilt es, zunächst alle Einflüsse, die den Magen stören, weitestgehend auszuschalten. Dazu gehören eine gute Ernährung und wenig Stress.

Zutaten

• Scharfgarbe (Kraut)

• Kamillenblüten

• Fenchelsamen

• Pfefferminze

• Himbeerblätter

• Baldrian (Wurzel)

Zubereitung

1 EL dieser Mischung mit 1/4 l kochendem Wasser übergießen, 5 – 10 Min. ziehen lassen und abseihen. Trinke zwei bis drei Tassen täglich.

Anti-Bläh-Tee

Blähungen und Winde (Meteorismus) sind ein weit verbreitetes Problem in unserer Gesellschaft. Es gluckert und rumpelt in den Gedärmen. Anis und Fenchel sorgen dafür, dass die Blähungen verschwinden. Richtig schmerzhaft sind oft die Krämpfe, die meist ein Begleitsymptom sind z. B. bei Entzündungen. Hier wirkt die Kamille wahre Wunder.

Zutaten

- 2 Teile Anis (Samen)
- 2 Teile Fenchelsamen
- 1 Teil Kamillenblüten

Zubereitung

1 EL dieser Mischung mit 1/4 l kochendem Wasser übergießen, 5 – 10 Min. ziehen lassen und abseihen. Trinke zwei bis drei Tassen täglich.

Magen-Darm-Anregungstee

Langes Völlegefühl nach den Mahlzeiten oder Schwierig-
keiten bei der Verdauung sprechen für einen antriebsarmen
Magen-Darm-Trakt. Oftmals sind zu schweres Essen, bal-
laststoffarme Nahrung oder schlichter Bewegungsmangel
Ursachen für einen trägen Darm. Dieser Tee wirkt regulierend.

Zutaten

• Tausendgüldenkraut

• Löwenzahn (Blätter)

• Fenchelsamen

• gelber Enzian (Wurzel)

• Basilikum

• Malve (Blüten)

• Himbeerblätter

Zubereitung

1 EL dieser Mischung mit 1/4 l kochendem Wasser übergießen, 5 – 10 Min. ziehen lassen und abseihen. Trinke
zwei bis drei Tassen täglich. Nach Belieben kannst Du den
Tee mit Honig süßen.

Abführ-Tee

Ist die Verdauung vollends blockiert, kann das zu ungeahnter Last werden. Das schlimmste: Je länger es dauert, desto schwieriger wird es. Und meist ist dies auch recht schmerzhaft. Also sollte schleunigst Abhilfe geschaffen werden. Der Griff zu Abführmitteln bedeutet oft einen Teufelskreis: der Darm wird träge und verlässt sich darauf, dass er chemische Hilfe bekommt. Naturheilmittel sind hier eine gute Wahl.

Zutaten

- Sennes (Blätter)
- Erdbeerblätter
- Pfefferminze
- Zitronengras
- Fenchelsamen
- Hagebutte

Zubereitung

1 EL dieser Mischung mit 1/4 l kochendem Wasser übergießen, 5 – 10 Min. ziehen lassen und abseihen. Trinke zwei bis drei Tassen täglich.

Gegen Durchfall

Ein Magen-Darm-Infekt kann schnell zu Durchfall führen. Oft sind dies Erkrankungen von kurzer Dauer, trotzdem kann man sie mit diesem Tee ganz gut lindern. Ein weiterer Aspekt bei Durchfall ist der Verlust von Flüssigkeit und den Elektrolyten. Somit ist ein Tee von großem Vorteil, da er dem Körper erneut Flüssigkeit zufügt, die gut verträglich ist.

Zutaten

- Malve
- Kamillenblüten
- Himbeerblätter
- Pfefferminze

Zubereitung

1 EL dieser Mischung mit 1/4 l kochendem Wasser übergießen, 5 – 10 Min. ziehen lassen und abseihen. Trinke zwei bis drei Tassen täglich.

Leber-Tee

Die Leber hat vielfältige Aufgaben, sie ist ein kleines Chemiewerk. Sie produziert Eiweiße, Gerinnungsfaktoren und Verdauungssäfte. Somit ist sie eins der wertvollsten Organe, ohne die Leber gibt es kein Überleben. Gehen wir also pfleglich mit diesem Wunderwerk der Natur um!

Zutaten

- 2 Teile Mariendistel (Samen)
- 2 Teile Ringelblume (Blüten)
- 2 Teile Brennnessel (Blätter)
- 1 Teil Tausendgüldenkraut

Zubereitung

1 EL dieser Mischung mit 1/4 l kochendem Wasser übergießen, 5 – 10 Min. ziehen lassen und abseihen. Trinke dreimal täglich vor den Mahlzeiten eine Tasse über einen Zeitraum von vier Wochen. Tee nach Belieben mit Honig süßen.

Leber- und Gallen-Tee

Die Leber produziert die Gallenflüssigkeit, sie sammelt sich in der Gallenblase und wird bei Bedarf, wenn also Nahrung aufgenommen wird, in den Darm abgeleitet. Dort ist sie für die Fettverdauung unerlässlich. Über die Gallenflüssigkeit scheidet die Leber aber auch Abbauprodukte aus, allen voran die des Hämoglobins, also des roten Blutfarbstoffs. Störungen der Galle sind äußerst unangenehm – Gallenkoliken gehören zu den schmerzhaftesten Ereignissen überhaupt.

Zutaten

- 3 Teile Andorn
- 2 Teile Thymian
- 2 Teile Benediktenkraut (Blätter)
- 2 Teile Johanniskraut
- 1 Teil Salbei (Blätter)
- 1 Teil Löwenzahn (Blätter)
- 1 Teil Tausendgüldenkraut

Zubereitung

1 EL dieser Mischung mit 1/4 l kochendem Wasser übergießen, 5 – 10 Min. ziehen lassen und abseihen. Trinke dreimal täglich eine Tasse. Nach Belieben mit Honig süßen.

Gegen die Reizblase

Eine entzündete Blase ist nicht nur schmerzhaft, sie ist auch lästig, weil ein ständiger Harndrang quält. Im Folgenden stelle ich Tees vor, die regulierend auf eine entzündete oder schwache Blase wirken. Wichtig: viel trinken. Denn dadurch wird die Blase gespült und die Last der Bakterien verringert sich schnell. Das unterstützt den Körper, die restlichen Bakterien auch noch zu bekämpfen.

Zutaten

• Bärentraubenblätter

• Goldrute (Kraut)

• Birkenblätter

Zubereitung

1 EL dieser Mischung mit 1/4 l kochendem Wasser übergießen, 5 – 10 Min. ziehen lassen und abseihen. Trinke morgens und abends ein bis zwei Tassen täglich.

Blasenentzündung

Dieser Tee wirkt harntreibend, dadurch werden die Krankheitserreger aus der Blase gespült und der Körper wird so bei der Heilung unterstützt.

Zutaten

- 2 Teile Ackerschachtelhalm
- 1 Teil Wasserdost
- 1 Teil Bärentraubenblätter

Zubereitung

1 EL dieser Mischung mit 1/4 l kochendem Wasser übergießen, 5 – 10 Min. ziehen lassen und abseihen. Trinke morgens und abends ein bis zwei Tassen täglich.

Blasentee

Dieser Tee wirkt zusätzlich harntreibend. Deshalb ist es besonders wichtig, neben dem Tee ausreichend zu trinken!

Zutaten

- 1 Teil Baldrian (Wurzel)
- 1 Teil Melisse (Kraut)
- 2 Teile Gänsefingerkraut

Zubereitung

1 EL dieser Mischung mit 1/4 l kochendem Wasser übergießen, 5 – 10 Min. ziehen lassen und abseihen. Trinke morgens und abends ein bis zwei Tassen täglich.

Zwei Nierentees

Im Folgenden habe ich zwei Tees, die helfen können, wenn das Problem eher bei der Niere liegt. Besonders wenn man zu wenig trinkt, sind Bakterien schnell in der Lage, sich in der Niere auszubreiten.

Zutaten Tee Nr. 1

- 1 Teil Hagebutte
- 1 Teil Kamillenblüten
- 2 Teile Johanniskraut
- 2 Teile Wegwarte
- 3 Teile Basilikum

Zutaten Tee Nr. 2

- Goldrute (Kraut)
- Hauhecheln (Wurzel)
- Pfefferminze
- Bärlauch (Blätter)

Zubereitung

1 EL aus einer Zutatenliste mit 1/4 l kochendem Wasser übergießen, 5 – 10 Min. ziehen lassen und abseihen. Trinke dreimal täglich eine Tasse.

Eine gute Ernährung unterstützen

In unsere Gesellschaft ist das Nahrungsangebot vielfältig und die ständige Verfügbarkeit ist selbstverständlich. Trotzdem machen sich erschreckend wenig Menschen Gedanken über ihre Ernährung. So kommt es sogar bei diesem Überangebot zu Mangelerscheinungen. Das größte Problem ist die übermäßige Aufnahme an Kalorien und die Unausgewogenheit der Nahrung. Dies führt nicht nur zu Übergewicht, sondern begünstigen auch das Risiko für Diabetes oder Herz-Kreislauf-Erkrankungen – allem voran dem Hypertonus, also Bluthochdruck.

Bei älteren, kranken und pflegebedürftigen Menschen zeigen sich oft Probleme, die Nahrung zu verstoffwechseln oder leiden an Flüssigkeitsmangel. Hier sind die appetitanregenden Tees zu empfehlen.

Aber auch wer auf seine Ernährung achtet, findet in Heilkräutern gute Unterstützung. Besonders bei der Verstoffwechselung der Nahrung leisten viele Tees gute Dienste, z. B. beim Entgiften oder als Unterstützung beim Fasten und Abnehmen.

Selbstverständlich ersetzen Tees keine ausgewogene Ernährung, doch in vielen Bereichen können sie uns helfen.

Stoffwechseltee

Dieser Tee regt den Stoffwechsel an und ist somit ein idealer Begleiter für eine Diät. Auch wirkt er Blutreinigend, er kann also bei chronisch entzündlichen Erkrankungen gute Dienste leisten. Ich empfehle Dir am besten eine sechs Wochenkur mit diesem Tee.

Zutaten

- 2 Teile Hauhecheln (Kraut)
- 2 Teile Ehrenpreis
- 2 Teile Engelwurz
- 1 Teil Schafgarbe (Kraut)
- 1 Teil Brennnessel (Blätter)
- 1 Teil Birkenblätter
- 1 Teil Labkraut

Zubereitung

1 EL dieser Mischung mit 1/4 l kochendem Wasser übergießen, 5 – 10 Min. ziehen lassen und abseihen. Trinke dreimal täglich eine Tasse über sechs Wochen. Nach Belieben mit Honig süßen.

Figurtee Nr. 1

Dieser Tee unterstützt Dich bei Deinen Plänen abzunehmen. Auch hier empfehle ich Dir eine vier bis sechs Wochen Kur.

Zutaten

* Zimt-Stange
* Süßholzwurzel
* Hauhecheln (Kraut)
* Schafgarbe (Kraut)
* Frauenmantel
* Wacholder (Beeren)

Zubereitung

1 EL dieser Mischung mit 1/4 l kochendem Wasser übergießen, 5 – 10 Min. ziehen lassen und abseihen.

Figurtee Nr. 2

Gerne kannst Du diesen Tee mit dem ersten Figurtee in Kombination trinken – also abwechselnd mal diesen, mal den anderen. Beide regen den Stoffwechsel an und unterstützen Dich bei Deiner Diät.

Zutaten

• Ackerschachtelhalm

• Melisse (Kraut)

• Spitzwegerich

• Hirtentäschel

• Holunderblüten

Zubereitung

1 EL dieser Mischung mit 1/4 l kochendem Wasser übergießen, 5 – 10 Min. ziehen lassen und abseihen. Trinke dreimal täglich eine Tasse. Am besten über einen Zeitraum von vier bis sechs Wochen.

Fettverdauungstee

Auch dieser Tee ist zum Abnehmen gut geeignet. Der Vorteil bei diesem Tee ist, dass er auch die Verdauungsorgane anregt und zur Entschlackung dienlich ist. Ein kleiner Alleskönner!

Zutaten

• Löwenzahn (Blätter)

• Kümmel

• Kamillenblüten

• Pfefferminze

Zubereitung

1 EL dieser Mischung mit 1/4 l kochendem Wasser übergießen, 5 – 10 Min. ziehen lassen und abseihen. Trinke drei bis vier Tasse täglich. Auch hier empfiehlt sich eine Kur von sechs Wochen.

Entschlacken

Nicht umsonst gibt es in allen Kulturen Fastenzeiten. Bei uns liegt diese im Frühjahr. Eine solche Kur – nicht nur als ein Fasten – ist ein Frühjahrsputz für den Körper. Iss viel frisches Obst und Gemüse, trinke viel und sorge für ausreichende Bewegung. Dieser Tee unterstützt Dich!

Zutaten

- Birkenblätter
- Brennnessel (Blätter)
- Hauhecheln (Kraut)
- Klette (Wurzel)
- Löwenzahn (Blätter)
- Süßholzwurzel

Zubereitung

1 EL dieser Mischung mit 1/4 l kochendem Wasser übergießen, 10 Minuten ziehen lassen, abseihen. Trinke dreimal täglich eine Tasse.

Entgiften

Dieser Tee reinigt sozusagen von Innen und macht Dich frei. Auch gelingt die Heilung vieler hartnäckiger Erkrankungen mit diesem Tee besser. Der Tee unterstützt Dich auch in Deiner Widerstandskraft grade bei chronischen Erkrankungen oder gegen ein immer wiederkehrendes Leiden.

Zutaten

• 2 Teile Hauhecheln (Wurzel)

• 2 Teile Engelwurz

• 2 Teile Ehrenpreis

• 1 Teil Birkenblätter

• 1 Teil Brennnessel (Blätter)

• 1 Teil Labkraut

• 1 Teil Schafgarbe (Kraut)

Zubereitung

1 EL dieser Mischung mit 1/4 l kochendem Wasser übergießen, 10 Minuten ziehen lassen, abseihen. Trinke dreimal täglich eine Tasse über sechs Wochen.

Abnehmen

Dieser Tee kann unterstützt Dich bei einer Abnehmkur. Wichtig ist, dass Du Dir Zeit lässt. Es ist leicht, zu Beginn viele Kilos in kurzer Zeit zu verlieren. Dies motiviert einem in der Regel. Aber sei nicht entmutigt, wenn sich diese Geschwindigkeit nicht fortsetzt. Bald wirst Du feststellen, dass Du um jedes Kilo ringen musst. Räume Dir mindestens sechs Wochen für eine erste Phase ein!

Zutaten

- Ackerschachtelhalm
- Melisse (Kraut)
- Spitzwegerich
- Hirtentäschel
- Holunderblüten

Zubereitung

1 EL dieser Mischung mit 1/4 l kochendem Wasser übergießen, 10 Min. ziehen lassen und abseihen. Trinke morgens und abends eine Tasse.

Appetit anregen

Grade nach Magen-Darm-Geschichten oder nach langwierigeren Erkrankungen kann der Appetit auf der Strecke bleiben. Auch ältere Menschen haben oft keinen richtigen Appetit mehr. Mit diesem Tee kannst Du den Hunger ein wenig ankurbeln!

Zutaten

• Wacholder (Beeren)

• Melisse (Kraut)

• Brennnessel (Blätter)

• Tausendgüldenkraut

Zubereitung

1 EL dieser Mischung mit 1/4 l kochendem Wasser übergießen, 10 Min. ziehen lassen und abseihen. Trinke morgens und abends, etwa eine halbe Stunde vor den Mahlzeiten eine Tasse.

Gegen Appetitlosigkeit

Dieser Tee lässt Deinen Appetit wieder zurückkehren. Und bedenke: Der Hunger kommt beim Essen!

Zutaten

- Bitterklee (Blätter)
- gelber Enzian (Wurzel)
- Kümmel
- Tausendgüldenkraut
- Wacholder (Beeren)

Zubereitung

1 EL dieser Mischung mit 1/4 l kochendem Wasser übergießen, 10 Min. ziehen lassen und abseihen. Trinke eine halbe Stunde vor den Mahlzeiten eine Tasse.

Frauenheilkunde

Allein drei von vier Frauen leiden unter dem prämenstruellen Syndrom (PMS). Einige der Hauptsymptome sind empfindliche Brüste, geschwollener Bauch, Müdigkeit, Schlafstörungen, Wassereinlagerung, Stimmungsschwankungen mit Reizbarkeit bis hin zu Depressionen. Hinzu kommt der schmerzhafte Verlauf der Regel bei vielen Frauen.

Nicht nur die Menstruation, auch die Zeit nach der Schwangerschaft, während der Stillzeit oder die Wechseljahre sind Phasen, in denen uns die Natur gut helfen kann. Spezielle Heilkräuter können auf sanfte Art und Weise zur Verbesserung der Beschwerden führen und wirken auf unseren Körper regulierend.

Eins ist ganz wichtig: jedes Symptom kann auch ein Hinweis auf eine schwerwiegende Erkrankung sein. Zum Beispiel können Regelbeschwerden bei Myomen auftauchen. Lass Dich bitte zuerst von einem Arzt untersuchen! Dann kann ein Tee ein guter Weg sein, dein Wohlbefinden zu verbessern und viele Dinge wieder ins Gleichgewicht bringen!

Frauentee

Dieser Tee ist ein kleiner Alleskönner. Er ist nicht nur gegen die Regelbeschwerden ein guter Begleiter, er hilft bereits beim prämenstruellen Syndrom.

Zutaten

- Frauenmantel
- Schafgarbe (Blüten)
- Melisse (Kraut)
- Ehrenpreis
- Taubnessel (Blüten)
- Brennnessel (Samen)
- Engelwurz

Zubereitung

1 EL dieser Mischung mit 1/4 l kochendem Wasser übergießen, 5 – 10 Min. ziehen lassen und abseihen. Trinke dreimal täglich eine Tasse. Nach Belieben mit Honig süßen.

Menstruationsbeschwerden lindern

Dieser Tee lindert typische Beschwerden der Regel. Das Hauptproblem sind Schmerzen im Unterleib durch das Zusammenziehen der Gebärmutter. Besonders Frauen zwischen dem 20. und 40. Lebensjahren sind betroffen. Mit abklingen der Menstruation verschwindet der Schmerz, wenn keine weiteren Probleme vorliegen. Dieser Tee kann Dir Erleichterung verschaffen.

Zutaten

* Gänsefingerkraut
* Frauenmantel
* Himbeerblätter
* Baldrian (Wurzel)

Zubereitung

1 EL dieser Mischung mit 1/4 l kochendem Wasser übergießen, 5 – 10 Min. ziehen lassen und abseihen. Trinke dreimal täglich eine Tasse. Nach Belieben mit Honig süßen.

Menstruation fördern

Natürlich sollte die Menstruation nicht um jeden Preis herbeigeführt werden, besonders wenn z. B. eine Schwangerschaft vorliegen könnte. Aber wenn die Monatsblutung bekanntermaßen unregelmäßig verläuft, z. B. in noch jungen Jahren oder aber in den Wechseljahren, kann dieser Tee helfen, besser in den Takt zu kommen.

Zutaten

• Hirtentäschel

• Beifuß (Kraut)

• Schafgarbe (Blüten)

• Weinraute (Blätter)

• Ringelblume (Blüten)

• Fenchelsamen

• Thymian

Zubereitung

1 EL dieser Mischung mit 1/4 l kochendem Wasser übergießen, 5 – 10 Min. ziehen lassen und abseihen. Trinke in der Woche vor Deiner Regel dreimal täglich eine Tasse. Nach Belieben mit Honig süßen.

Milchbildend

Die Geißraute ist im Mittelmeerraum beheimatet und wird seit alters her für die Milchbildung bei stillenden Müttern eingesetzt.

Zutaten

- Anis (Samen)
- Bockshornklee (Samen)
- Fenchelsamen
- Kümmel
- Geißraute
- Liebstöckel

Zubereitung

1 EL dieser Mischung mit 1/4 l kochendem Wasser übergießen, 5 – 10 Min. ziehen lassen und abseihen. Trinke dreimal täglich eine Tasse. Nach Belieben mit Honig süßen.

Milchfluss anregen

Um den Milchfluss anzuregen, empfiehlt sich dieser Tee. Er Hilft auch den Verdauungsorganen Deines Kindes.

Zutaten

• Anis (Samen)

• Brennnessel (Blätter)

• Fenchelsamen

• Kümmel

Zubereitung

1 EL dieser Mischung mit 1/4 l kochendem Wasser übergießen, 5 – 10 Min. ziehen lassen und abseihen. Trinke dreimal täglich eine Tasse. Nach Belieben mit Honig süßen.

Stilltee

Dieser Tee regt den Milchfluss der Mutter an und ist für Dein Baby gut bekömmlich!

Zutaten

- 3 Teile Geißraute
- 3 Teile Bockshornklee (Samen)
- 3 Teile Anis (Samen)
- 3 Teile Brennnessel (Blätter)
- 2 Teile Majoran
- 2 Teile Lavendel (Blüten)
- 2 Teile Fenchelsamen
- 2 Teile Melisse (Kraut)

Zubereitung

1 EL dieser Mischung mit 1/4 l kochendem Wasser übergießen, 5 − 10 Min. ziehen lassen und abseihen. Trinke dreimal täglich eine Tasse. Nach Belieben mit Honig süßen.

Ein Tee zum Abstillen

Nach der Stillzeit oder beim Wunsch zum Abstillen z. B. bei einer Brustentzündung, unterstützt Dich dieser Tee. Die Wirkung des Tees tritt gewöhnlich erst nach 5-6 Stunden ein. Beobachte Dich, ob sich die Milchmenge nicht zu schlagartig verringert.

Zutaten

• Salbei (Blätter)

• Pfefferminze (Blätter)

Zubereitung

1 EL dieser Mischung mit 1/4 l kochendem Wasser übergießen, ca. 10 Min. ziehen lassen und abseihen. Trinke ein bis drei Tassen täglich.

Wechseljahre

Die Wechseljahre werden oft von drei Symptomen begleitet: Hitzewallungen, Schlafstörungen und Stimmungsschwankungen. Ausgelöst werden sie von einem Ungleichgewicht der Hormone. Dieser Tee kann Dir helfen, wieder Ordnung in Deinen Hormonhaushalt zu bringen.

Zutaten

• Schafgarbe (Blüten)
• Mönchspfeffer (Blätter)
• Melisse (Blätter)
• Rosmarin (Blätter)

Zubereitung

1 EL dieser Mischung mit 1/4 l kochendem Wasser übergießen, 10 – 15 Min. ziehen lassen und abseihen. Trinke dreimal täglich eine Tasse. Nach Belieben mit Honig süßen. Sorge mit dem Tee für eine kleine Auszeit, so dass Du zur Ruhe kommst und der Tee wirken kann.

Wechseljahre, ein zweiter Tee

Ein weiterer Tee, der für die Wechseljahrbeschwerden gut geeignet ist, besonders bei ausgeprägten Stimmungsschwankungen ist er zu empfehlen.

Zutaten

- Lindenblüten
- Rosmarin (Blätter)
- Wacholder (Beeren)

Zubereitung

1 EL dieser Mischung mit 1/4 l kochendem Wasser übergießen, 10 – 15 Min. ziehen lassen und abseihen. Trinke dreimal täglich eine Tasse. Nach Belieben mit Honig süßen.

Gelenke und Knochen

Unsere Knochen und – ganz besonders – unsere Gelenke müssen den lieben langen Tag über eine Menge aushalten. Sie tragen uns und führen all unsere Bewegung aus. Bei der Arbeit, im Haushalt und in der Freizeit. Deshalb sind selbst kleine Verletzungen oder geringe Schmerzen sehr störend. Daneben sind chronische Gelenkerkrankungen wie Gicht, Rheuma und Arthrose sind ebenfalls verbreitete.

Aber auch bei »gesunden« Menschen fordern extreme oder fehlerhafte Belastungen, langes Sitzen, kaum Bewegung an der frischen Luft nicht selten Tribut. Schmerzen im Rücken und in den Knien sind sicherlich weit verbreitete. Diese Leiden werden oft zu chronischen Schmerzen und schränken uns in unserer Lebensqualität stark ein. Das Wichtigste: oft können Physiotherapie, mäßiger Sport und physikalische Anwendungen wie Wärme und Kälte schon helfen. Aber auch hier gilt: verpasse nicht, wenn die Schmerzen von einem ernsten Problem ausgelöst werden! Suche den Rat Deiner Ärztin oder Arzt.

Der Tee ist keine Alternative zum Sport, aber sie können uns Linderung verschaffen. Schmerzen führen zur Schonhaltung und verschlimmern unsere Schmerzen, zuerst schmerzt das Bein, man humpelt ein wenig – kurz darauf schmerzt auch das Knie, durch eine falsche Haltung bald der Rücken … Und dann denkt niemand mehr an Sport! Aber Bewegungslosigkeit ist in der Regel die schlechteste Lösung. Schauen wir uns an, wie wir unseren Körper zumindest unterstützen können.

Gichttee Nr. 1

Gicht entsteht durch die Ablagerung von Harnsäurekristallen in den Gelenken und verläuft hoch schmerzhaft. Weiterhin kann nach einiger Zeit ebenfalls die Niere geschädigt werden. Es müssen also die Entzündungsreaktion und die Schmerzen bekämpft werden. Dieser Tee kann beides und regt den Stoffwechsel an.

Zutaten

- 2 Teile Mädesüß (Blüten)
- 2 Teile Weidenrinde
- 1 Teil Engelwurz
- 1 Teil Goldrute (Kraut)
- 1 Teil Schafgarbe (Blüten)

Zubereitung

1 EL dieser Mischung mit 1/4 l kochendem Wasser übergießen, 10 Minuten ziehen lassen, abseihen. Trinke dreimal täglich eine Tasse – über sechs Wochen.

Gichttee Nr. 2

Abgesehene von der Linderung der akuten Symptome spielt die Ernährung eine wichtige Rolle. Die meisten Fleisch- und Fischsorten, aber auch Bier und Cola erzeugen Harnsäure. Schwarzer Tee, Kaffee und Kakao hingegen können getrunken werden.

Zutaten Tee Nr. 1

* Birkenblätter
* Giersch
* Brennnessel (Blätter)
* Ehrenpreis

Zutaten Tee Nr. 2

* Holunderblüten
* Hauhecheln (Wurzel)
* Anis (Samen)

Zubereitung

1 EL dieser Mischung mit 1/4 l kochendem Wasser übergießen, 10 Minuten ziehen lassen und abseihen. Trinke dreimal täglich eine Tasse.

Rheuma

Rheuma ist eine entzündliche Erkrankung, die den ganzen Körper, also nicht nur die Gelenke, betreffen kann. Mit Heilkräutern kann man nur eine Linderung erreichen, eine schulmedizinische Therapie rate ich Dir dringend! Wir versuchen mit den Tees eine Verbesserung der Beweglichkeit zu erreichen.

Zutaten

• Weidenrinde

• Löwenzahn (Blätter)

• Eisenkraut (blühendes Kraut)

• Bärlauch (Blätter)

Zubereitung

1 EL dieser Mischung mit 1/4 l kochendem Wasser übergießen, 10 Minuten ziehen lassen, abseihen. Trinke dreimal täglich eine Tasse.

Hexenschuss

Der Hexenschuss entsteht ähnlich einem Bandscheibenvorfall. Mit diesem Tee versuchen wir, Linderung herbeizuführen und die Schmerzen zu bekämpfen. Denn auch hier ist die Schonhaltung alles andere als gut. Dieser Tee beruhigt die Nerven am Spinalkanal und entspannt die Muskeln.

Zutaten

- 3 Teile Anis (Samen)
- 3 Teile Weidenrinde
- 2 Teile Teufelskralle (Wurzel)
- 2 Teile Königskerze (Blüten)
- 1 Teil Lavendel (Blüten)
- 1 Teil Gänsefingerkraut

Zubereitung

1 EL dieser Mischung mit 1/4 l kochendem Wasser übergießen, 10 Minuten ziehen lassen, abseihen. Trinke dreimal täglich eine Tasse.

Ischias

Der Ischiasnerv tritt aus der unteren Wirbelsäule aus. Ein Bandscheibenvorfall oder eine Enge im Spinalkanal können Ursachen für den Ischiasschmerz (Ischialgie) sein. Die Schmerzen lokalisieren sich im unteren Rücken, mitunter auch im Gesäß bis hinunter ins Bein. Neben der Schulmedizin gibt es auch andere Methoden zur Behandlung, z. B. langsames Gehen und einige physikalische Anwendungen. Sitzen und Bewegungslosigkeit sind keine gute Therapie!

Zutaten

• Johanniskraut

• Eisenkraut (blühendes Kraut)

• Holunderblüten

Zubereitung

1 EL dieser Mischung mit 1/4 l kochendem Wasser übergießen, 10 Minuten ziehen lassen, abseihen. Trinke dreimal täglich eine Tasse.

Gelenkschmerzen

Die Ursachen können vielfältig sein, wie Abnutzung der Gelenke oder entzündliche Erkrankungen. Dieser Tee kann Linderung verschaffen, besonders die Brennnessel ist seit alters her ein erprobtes Mittel für die Gelenke. Darüber hinaus gibt es auch viele gymnastische Übungen, die ebenfalls helfen.

Zutaten

• 3 Teile Brennnessel (Blätter)

• 3 Teile Löwenzahn (Wurzel)

• 2 Teile Ackerschachtelhalm

• 1 Teil Birkenblätter

• 1 Teil Hagebutte (mit Samen)

Zubereitung

2 EL dieser Mischung mit 1/4 l kochendem Wasser übergießen, 10 – 15 Minuten ziehen lassen, abseihen. Trinke dreimal täglich eine Tasse. Es empfiehlt sich eine Kur von vier bis sechs Wochen.

Arthrose (Gelenkentzündung)

Arthrose kann durch Verschleiß, nach übermäßiger Beanspruchung aber auch durch Leistungssport entstehen. Die entzündliche Veränderung ist bei einer Arthrose chronisch. Das Gelenk regeneriert sich nach einer Zeit nicht mehr völlig. Mit diesem Tee können wir für Linderung sorgen und dem Gelenk ein wenig helfen, die entzündlichen Prozesse zu mildern.

Zutaten

• Mädesüß (Blüten)
• Teufelskralle
• Weidenrinde

Zubereitung

1 EL dieser Mischung mit 1/4 l kochendem Wasser übergießen, 10 Minuten ziehen lassen, abseihen. Trinke dreimal täglich eine Tasse.

Verstauchung und Verrenkung

Zur Linderung allgemeiner, akuter und leichter Probleme mit den Gelenken verschafft dieser Tee Linderung. Insbesondere Schwellungen und Schmerzen lassen nach.

Zutaten

- Johanniskraut
- Lavendel (Blüten)
- Melisse (Kraut)
- Thymian

Zubereitung

1 EL dieser Mischung mit 1/4 l kochendem Wasser übergießen, 10 Minuten ziehen lassen, abseihen. Dreimal täglich eine Tasse trinken.

Muskelkater

Muskelkater entsteht durch Überanstrengung der Muskeln, besonders wenn man untrainiert ist. Ganz wichtig: »Aktive Pause«! Eine erneute Belastung solltest Du vermeiden, aber verfalle nicht in Bewegungslosigkeit, eine milde Beanspruchung ist wichtig, damit die Muskeln gut durchblutet werden und die Stoffwechselprodukte in den Muskeln – die den Schmerz erzeugen – abgebaut werden können. Dieser Tee hilft Dir!

Zutaten

• Engelwurz

• Johanniskraut

• Lavendel (Blüten)

• Rosmarin (Blätter)

• Wacholder (Beeren)

Zubereitung

1 EL dieser Mischung mit 1/4 l kochendem Wasser übergießen, 10 Minuten ziehen lassen, abseihen. Trinke etwa drei Tage lang dreimal täglich eine Tasse, dann sollten die Schmerzen deutlich nachlassen!

Herz und Kreislauf

Kreislaufbeschwerden und Gefäßerkrankungen gehören zu den häufigsten Leiden unserer Gesellschaft. Unser Lebenswandel in der Überflussgesellschaft ist eins der Hauptursachen. Stress, Übergewicht, Bewegungsarmut und falsche, fettige Ernährung bilden die Hauptursachen für Bluthochdruck. Auch eine genetische Vorbelastung ist oft ein wichtiger Faktor für diese Erkrankungen.

Zum einen kann eine schlechte Kreislaufsituation Müdigkeit und eine Minderversorgung der Organe verursachen, auf der anderen Seite schädigt ein zu hoher Blutdruck auf vielfältige Weise Herz, Nieren und Gefäße. Auch ein Schlaganfall kann durch zu hohen Blutdruck begünstigt werden.

Neben einem gesunden Lebenswandel unterstützen Dich Tees bei der Behebung vielfältiger Probleme.

Frag auf jeden Fall Deine Ärztin oder deinen Arzt, wenn Du spürst, dass etwas mit Deinem Kreislauf nicht stimmt. Oft sind die Erkrankungen chronisch und schädigen Dich, wenn sie über einen langen Zeitraum bestehen.

Grade bei chronischen Problemen können die Tees gute Helfer sein!

Kreislauftee

Dieser Tee reguliert den Kreislauf, wirkt anregend, kann aber auch einen zu »wilden« Kreislauf wieder in die Spur bringen.

Zutaten

• Weißdorn

• Bärlauch (Blätter)

• Eisenkraut (blühendes Kraut)

• Baldrian (Wurzel)

• Löwenzahn (Blätter)

• Hagebutte

Zubereitung

1 EL dieser Mischung mit 1/4 l kochendem Wasser übergießen, 2 – 5 Minuten ziehen lassen, abseihen. Trinke zwei bis dreimal täglich eine Tasse warmen Tee.

Herz und Kreislauf-Tee

Mit diesem Tee kannst Du Deine Durchblutung fördern. Er hilft Dir, Probleme der Gefäße vorzubeugen.

Zutaten

- 2 Teile Löwenzahn (Wurzel)
- 3 Teile Pfefferminze
- 2 Teile Schafgarbe (Kraut)
- 1 Teil Kornblumen (Blüten)

Zubereitung

1 EL dieser Mischung mit 1/4 l kochendem Wasser übergießen, 10 Minuten ziehen lassen, abseihen. Trinke dreimal täglich eine Tasse.

Bluthochdruck-Tee

Gegen hohen Blutdruck ist der folgende Tee geeignet. Lass bitte den Hypertonus von einem Arzt abklären!

Zutaten

• Johanniskraut

• Schafgarbe (Kraut)

Zubereitung

1 EL dieser Mischung mit 1/4 l kochendem Wasser übergießen, 2 – 5 Minuten ziehen lassen, abseihen. Trinke zwei bis dreimal täglich eine Tasse warmen Tee.

Tee gegen niedrigen Blutdruck

Dieser Tee wirkt anregend und kurbelt Deinen Kreislauf an. Der Tee ist bestens geeignet gut für Leute, die morgens Startschwierigkeiten haben!

Zutaten

• 3 Teile Weißdorn

• 2 Teile Rosmarin (Blätter)

Zubereitung

1 EL dieser Mischung mit 1/4 l kochendem Wasser übergießen, 10 Minuten ziehen lassen, abseihen. Trinke dreimal täglich eine Tasse.

Herzstärkender Tee

Melissenkraut wird seit langer Zeit in der Heilkunde verwendet. Die herzstärkende Eigenschaft ist mindestens seit dem Mittelalter beschrieben. Mit diesem Tee kannst Du Dein Herz gut unterstützen.

Zutaten

- Weißdorn
- Hirtentäschel
- Melisse (Kraut)
- Herzgespann

Zubereitung

1 EL dieser Mischung mit 1/4 l kochendem Wasser übergießen, 10 Minuten ziehen lassen, abseihen. Trinke dreimal täglich eine Tasse.

Allergien

Das Immunsystem schützt uns vor allen Eindringlingen und stellt unsere Gesundheit sicher. Doch im Falle einer Allergie meint es der Wächter unsere Gesundheit zu gut und reagiert über – das Immunsystem reagiert über. So wird eine Allergie durch ganz natürliche Stoffe ausgelöst, die oftmals überall vorzufinden sind. So reagiert der Allergiker auf Tierhaare und -Epithelien, auf Pflanzenpollen oder Hausstaub. Aber auch Lacke, Milben und andere weniger schöne Substanzen können allergen sein. Leider können sich Allergien in jedem Alter ausbilden. Deshalb kann man nie sicher sein, ob man auf irgendeine Substanz nicht doch irgendwann allergisch reagiert. Mittlerweile haben die allergischen Erkrankungen eine große Anzahl der Menschen erreicht und sind in unserer Gesellschaft allgegenwärtig. Die Ausprägungen sind sehr unterschiedlich. Von Reaktionen des Atemtrakts über Reaktionen der haut oder des Verdauungstraktes sind zahlreiche Effekte einer Allergie beschrieben. Nicht immer gelingt es uns, den Allergenen auszuweichen wie z. B. bei einem erhöhten Pollenflug einer Pflanze, auf die man reagiert. Versuchen wir diese Geißel der Allergie mit Tees ein wenig in die Schranken zu weisen.

Allergietee Nr. 1

Um allergische Reaktionen einzudämmen, empfehle ich die beiden folgenden Tees.

Zutaten

• Pfefferminze

• Schafgarbe (Kraut)

• Tausendgüldenkraut

• Rosmarin (Blätter)

• Birkenblätter

• Bockshornklee (Samen)

Zubereitung

1 EL dieser Mischung mit 1/4 l kochendem Wasser übergießen, 10 Minuten ziehen lassen, abseihen. Trinke dreimal täglich eine Tasse. Besonders in den Zeiten, wenn besondere»Herausforderungen« an Dein Immunsystem anstehen wie Tierhaare oder blühende Pflanzen, auf die Du allergisch reagierst.

Allergietee Nr. 2

Allergische Reaktionen können sich verstärken, je öfters und je länger Du mit den auslösenden Substanzen in Kontakt gerätst. Oft lässt sich – wie bei Pollen – der Kontakt nicht vermeiden. Dieser Tee kann zumindest Linderung verschaffen.

Zutaten

• Brennnessel (Blätter)

• Wegwarte

• Mariendistel (Samen)

• Löwenzahn (Wurzel)

• Johanniskraut

Zubereitung

1 EL dieser Mischung mit 1/4 l kochendem Wasser übergießen, 10 Min. ziehen lassen und abseihen. Trinke zwei bis drei Tassen täglich.

Heuschnupfen Nr. 1

»Heuschnupfen« hatte man dieses Symptom bereits genannt, bevor die Allergie eine Volkskrankheit wurde. Denn schon früher hatte man beobachtet, dass bei manchen Leuten auf dem Land (und die meisten arbeiteten in der Landwirtschaft) bei der Heuernte schnupfenähnliche Symptome auftraten. Heute beschreiben wir das Phänomen als eine Allergie auf Heu, blühende Pflanzen und Gräser.

Zutaten

• Augentrost
• Hagebutten
• Lindenblüten

Zubereitung

1 EL dieser Mischung mit 1/4 l kochendem Wasser übergießen, 10 Minuten ziehen lassen, abseihen. Trinke dreimal täglich eine Tasse, besonders in den Zeiten, wenn »Deine« Pflanzen blühen, auf die Du allergisch bist.

Heuschnupfen Nr. 2

Ein weiterer Tee gegen die sommerliche Geißel blühender Bäume und Gräser.

Zutaten

• Augentrost

• Breitwegerich (Kraut)

• Goldrute (Kraut)

• Wasserdost

Zubereitung

1 EL dieser Mischung mit 1/4 l kochendem Wasser übergießen, 5 – 10 Minuten ziehen lassen, abseihen. Trinke dreimal täglich eine Tasse.

Sanftes Heilen

Viele Menschen leiden unter chronischen Erkrankungen oder unter Symptome, die ständig wiederkehren. Dazu gehören unter anderem Probleme mit der Haut oder immer wieder auftretende Kopfschmerzen. Aber auch die allgemeine Unterstützung des Immunsystems ist eine wichtige Basis, damit Heilung gelingt oder Symptome gelindert werden.

Du kannst solche Krankheiten in den seltensten Fällen wirklich heilen. Ernährung und das Verhalten im Alltag sind oft schon Maßnahmen, mit denen man Einfluss auf den Verlauf der Symptome haben. Da gehen vieler dieser Leiden ein Kraut gewachsen ist, erweitern sich mit Heiltees die Möglichkeiten, dem Körper zu helfen und Linderung zu finden.

Infektionen vorbeugen

Dieser Tee stärkt ganz allgemein Dein Immunsystem, aber Du kannst ihn auch trinken, wenn Du spürst, dass eine Erkältung im Anmarsch ist!

Zutaten

- Tausendgüldenkraut
- Schafgarbe (Kraut)
- Bockshornklee (Samen)
- Brennnessel (Blätter)
- Ehrenpreis
- Kamillenblüten

Zubereitung

1 EL dieser Mischung mit 1/4 l kochendem Wasser übergießen, 10 Min. ziehen lassen und abseihen. Trinke dreimal täglich eine Tasse. Dieser Tee ist besonders in der kalten Jahreszeit zu empfehlen!

Haut-Tee

Allgemeine Probleme der Haut können mit diesem Tee gelindert werden. Besonders hilft er gegen trockene Haut, Ekzeme und Juckreiz. Er reinigt das Blut und fördert den Stoffwechsel.

Zutaten

• 5 Teile Ehrenpreis

• 2 Teile Süßholzwurzel

• 1 Teil Ackerschachtelhalm

Zubereitung

1 EL dieser Mischung mit 1/4 l kochendem Wasser übergießen, 10 Min. ziehen lassen und abseihen. Trinke zwei bis drei Tassen täglich über einen Zeitraum von vier bis sechs Wochen.

Akne-Tee

Dieser Tee hilft bei der sogenannten unreinen Haut. Oft ist der Auslöser eine Störung des Stoffwechsels. Dieser Tee unterstütz Deinen Stoffwechsel und hilft so dem Körper beim Kampf gegen Akne. Trinke ihn morgens und abends über seinen Zeitraum von sechs Wochen.

Zutaten

- Melisse (Kraut)
- Ringelblume (Blüten)
- Löwenzahn (Wurzel)
- Kamillenblüten
- Queckenwurzel
- Hirtentäschel
- Johanniskraut

Zubereitung

1 EL dieser Mischung mit 1/4 l kochendem Wasser übergießen, 10 Min. ziehen lassen und abseihen. Trinke zwei Tassen täglich über einen Zeitraum von sechs Wochen.

Neurodermitis

Dieser Tee hilft auch bei anderen Hautleiden wie Hautunreinheiten und Akne. Er wirkt positiv auf den Stoffwechsel und hilft beim Entschlacken. So lindert er das Ausmaß der Symptome.

Zutaten

• 3 Teile Zistrosen (Kraut)
• 1 Teil Pfefferminze
• 1 Teil Lindenblüten

Zubereitung

3 EL dieser Mischung mit 1 Liter kochendem Wasser übergießen, 10 Minuten ziehen lassen, abseihen. Über den Tag verteilt den Tee trinken. Günstig wirkt sich eine Kur von vier Wochen auf das Leiden aus.

Nervenschmerzen

Nervenschmerzen (Neuralgie) können sich an vielen Orten des Körpers zeigen. Häufig ist das Gesicht (Trigeminusneuralgie) oder das Gesäß und Oberschenkel (Ischialgie) betroffen. Neuralgien sind sehr schmerzhaft und kommen oft aus heiterem Himmel, ähnlich einem Anfall.

Zutaten

• Weidenrinde

• Mädesüß (Blüten)

• Holunderblüten

Zubereitung

1 EL dieser Mischung mit 1/4 l kochendem Wasser übergießen, 10 Min. ziehen lassen und abseihen. Wenn Dich die Schmerzen beuteln, dann trinke zwei bis drei Tassen täglich. Auch wenn der Schmerz wieder nachlässt, trinke ruhig in den nächsten drei Tagen von diesem Tee zur Vorbeugung.

Anämie (Blutarmut)

Blutarmut kann akut nach einer größeren Blutung auftreten. Der Körper wird in den nächsten Wochen das verlorene Blut wieder erneuern. Wenn Blutarmut chronisch wird, kann man diesen Zustand mit einer ausgewogenen Ernährung beikommen. Dieser Tee wird Dich unterstützen.

Zutaten

- 3 Teile Brennnessel (Blätter)
- 3 Teile Waldmeister
- 2 Teile Walnussblätter
- 2 Teile Rosmarin (Blätter)
- 1 Teil Lindenblüten

Zubereitung

1 EL dieser Mischung mit 1/4 l kochendem Wasser übergießen, 10 Min. ziehen lassen und abseihen. Trinke zwei bis drei Tassen täglich.

Migräne-Tee Nr. 1

Migräne überfällt den Betroffenen wie ein Anfall. Dabei handelt es sich um einen starken Kopfschmerz. Oft befindet sich der Schmerz nur auf einer Seite des Kopfes und bringt manchmal Begleiterscheinungen wir Flimmern vor den Augen oder zu Beginn des Schmerzes eine sogenannte Aura mit sich. Dieser Tee wirkt schmerzlindernd und entspannend auf die Gefäße, die den Schmerz in vielen Fällen erzeugen.

Zutaten

• 3 Teile Mädesüß (Blüten)
• 3 Teile Weidenrinde
• 1 Teil Baldrian (Wurzel)
• 1 Teil Lavendel (Blüten)
• 1 Teil Melisse (Kraut)
• 1 Teil Lindenblüten

Zubereitung

1 EL dieser Mischung mit 1/4 l kochendem Wasser übergießen, 10 Min. ziehen lassen und abseihen.

Trink diesen Tee, wenn Du die ersten Symptome spürst – also so früh wie möglich. Trinke den Tee in kleinen Schlucken. Sorge für eine ruhige und möglichst dunkle Atmosphäre, schließe die Augen und versuche Dich zu entspannen.

Migräne-Tee Nr. 2

Auch dieser Tee kann bei Migräne gute Dienste leisten.

Zutaten

- Thymian
- Frauenmantel
- Taubnessel (Blüten)
- Ehrenpreis
- Melisse (Kraut)
- Benediktenkraut (Blätter)

Zubereitung

1 EL dieser Mischung mit 1/4 l kochendem Wasser übergießen, 10 Min. ziehen lassen und abseihen. Wenn Du willst, kannst Du den Tee mit Honig süßen. Trink den Tee langsam, dunkle das Zimmer etwas ab und sorge für Ruhe.

Kopfschmerz-Tee Nr. 1

Weidenrinde ist schon von Hildegard von Bingen als schmerzlinderndes und fiebersenkendes Mittel beschrieben worden. Kein Wunder, denn es enthält Acetylsäure, der Stoff, aus dem heute Aspirin hergestellt wird. Diese Teemischung hilft sehr gut gegen Kopfschmerzen.

Zutaten

- Weidenrinde
- Gänsefingerkraut
- Lavendel (Blüten)
- Stiefmütterchen (Kraut)

Zubereitung

1 EL dieser Mischung mit 1/4 l kochendem Wasser übergießen, 10 Min. ziehen lassen und abseihen. Trink den Tee langsam und in Ruhe.

Kopfschmerz-Tee Nr. 2

Dieser Tee ist hervorragend geeignet bei einem dumpfen Kopfweh, begleitet von einer Hitze, die den Schädel durchzieht. Oft ist dieses Symptom ein Ausdruck bei Stress und Überlastung.

Zutaten

- Melisse (Kraut)
- Pfefferminze
- Johanniskraut

Zubereitung

1 EL dieser Mischung mit 1/4 l kochendem Wasser übergießen, 10 Min. ziehen lassen und abseihen. Trink von dem Tee langsam und in Ruhe eine Tasse und entspanne Dich dabei – dieser Tee ist Deine Auszeit!

Genieße das Leben

Genuss ist für viele untrennbar mit materiellen Gütern, gutem Essen oder großartigen Reisen verknüpft. Dabei gehen die kleinen Dinge im Alltag oft verloren – Dinge, die sich einfach realisieren lassen. Eine der wichtigsten Zutaten, um das Leben zu genießen ist, Zeit für sich zu haben. Eine Kunst, die immer weiter in Vergessenheit gerät. Einfach mal nichts tun oder die Seele baumeln lassen. Diese Ruhephasen sind für unser seelisches Gleichgewicht so wichtig. Allerdings bekommen viele ein schlechtes Gewissen, wenn sie eine halbe Stunde am Tag einfach nichts tun. Die Produktivität, der Fleiß scheinen wichtig zu sein, um sich und seine Existenz zu definieren. Dabei steigern grade die Ruhezeiten oder sich den Dingen zu widmen, die nur für sie allein sind die Produktivität oder einfach die innere Ausgeglichenheit. Dazu gehören ein Hobby oder die Zeit für ein gutes Buch. Lass Dich nicht in diesen Strudel der Hektik hineinziehen – gönn Dir einen kleinen Urlaub im Alltag – Deine Seele wird es Dir danken! Im Folgenden habe ich einige Tees zusammengestellt, die für das seelische und psychische Gleichgewicht vorteilhaft sind – Wellness für jeden Tag.

Entspannungstee

Nach getaner Tat oder als Hilfe zur Meditation oder Yoga ist dieser Tee ein wahrer Wunderhelfer. Sorge für eine angenehme, ruhige Atmosphäre, leichte Musik, wenn Du magst, und genieße diesen Tee.

Zutaten

- 3 Teile Melisse (Blätter)
- 2 Teile Passionsblume (Blätter)
- 1 Teil Pestwurz (Wurzel)
- 1 Teil Hopfenblüten
- 1 Teil Lavendel (Blüten)
- 1 Teil Orangenblüten

Zubereitung

1 EL dieser Mischung mit 1/4 l kochendem Wasser übergießen, 5 Min. ziehen lassen und abseihen. Trinke dreimal täglich eine Tasse. Nach Belieben mit Honig süßen.

Beruhigungstee

Im Alltag werden wir mit vielen stressigen Situationen konfrontiert – da gerät man in hitzige Diskussionen, steckt im Straßenverkehr fest, die Zeit läuft einem davon … So können die Ereignisse zu einem gewissen Dauerstress führen. Durchbreche wir den Teufelskreis. Denke an Dich und vertrau auf Deine inneren Kräfte.

Zutaten

• 3 Teile Baldrian (Wurzel)
• 1 Teil Orangenblüten
• 2 Teile Pfefferminze
• 1 Teil Melisse (Blätter)

Zubereitung

1 EL dieser Mischung mit 1/4 l kochendem Wasser übergießen, 10 Min. ziehen lassen und abseihen. Trinke dreimal täglich eine Tasse. Nach Belieben mit Honig süßen.

Schlaf- und Nerven-Tee

Grübeln und kreisende Gedanken rauben viel Kraft. Wenn man den Kopf nicht mehr frei bekommt, hindert dies nicht nur im Alltag, auch nachts kann man unter Umständen keine Ruhe und somit keinen Schlaf finden. Sorge am Abend für eine ruhige Atmosphäre, entspanne und versuche abzuschalten – dieser Tee kann Dir helfen!

Zutaten

- Melisse (Blätter)
- Hopfenblüten
- Baldrian (Wurzel)

Zubereitung

1 EL dieser Mischung mit 1/4 l kochendem Wasser übergießen, 10 – 15 Min. ziehen lassen und abseihen. Trinke dreimal täglich eine Tasse. Nach Belieben mit Honig süßen.

zum Einschlafen

Dieser Tee hilft Dir beim Einschlafen, denn für viele Menschen ist das Einschlafen die eigentliche Herausforderung, um an den erholsamen Schlaf zu gelangen. Danach ist es für sie kein Problem durchzuschlafen. Als Einschlafhilfe, um den Alltag hinter sich zu lassen, ist dieser Tee gut geeignet.

Zutaten

• Baldrian (Wurzel)
• Hopfenblüten
• Kamillenblüten
• Melisse (Kraut)
• Pfefferminze

Zubereitung

1 EL dieser Mischung mit 1/4 l kochendem Wasser übergießen, 5 – 10 Min. ziehen lassen und abseihen. Trinke etwa eine halbe Stunde vor dem Zubettgehen eine Tasse. Nach Belieben mit Honig süßen.

Gegen die Schlaflosigkeit

Das ist die perfekte Ergänzung zum Tee zuvor. Einige Menschen schlafen zwar kurz ein – aber wachen alsbald wieder auf und finden den Rest der Nacht keinen Schlaf. Für diese Menschen leistet dieser Tee gute Dienste.

Zutaten

• 3 Teile Passionsblume (Blätter)

• 3 Teile Orangenblüten

• 2 Teile Melisse (Kraut)

• 1 Teile Hopfenblüten

Zubereitung

1 EL dieser Mischung mit 1/4 l kochendem Wasser übergießen, 5 – 10 Min. ziehen lassen und abseihen. Trinke etwa eine halbe Stunde vor dem Zubettgehen eine Tasse. Nach Belieben mit Honig süßen.

Liebes- und Gute-Laune-Tee

Wer kennt das nicht – ein wenig verliebt, ein wenig verträumt … Wenn alles gut läuft, ist dies sicherlich eine wunderbare Zeit. Aber wenn nicht … Mit einem verdrehten Kopf kann man seine Probleme haben!

Zutaten

- 3 Teile Johanniskraut
- 2 Teile Melisse (Kraut)
- 2 Teile Eisenkraut (blühendes Kraut)
- 2 Teile Bohnenkraut
- 1 Teil Basilikum

Zubereitung

1 EL dieser Mischung mit 1/4 l kochendem Wasser übergießen, 5 Min. ziehen lassen und abseihen. Trinke dreimal täglich eine Tasse. Am besten mit Honig oder braunem Kandis süßen.

Seelentee

Die Seele baumeln lassen, auch mal was für sich tun, Ruhe finden und den Alltag hinter sich lassen, um neue Kräfte zu sammeln. Und noch ein Tipp: Tu mal nichts! Du wirst Dich wundern, wie schwierig das ist – und wie gut das tut!

Zutaten

- 2 Teile Bockshornklee (Samen)
- 2 Teile Melisse (Blätter)
- 1 Teil Anis (Samen)

Zubereitung

1 EL dieser Mischung mit 1/4 l kochendem Wasser übergießen, 5 Min. ziehen lassen und abseihen. Trinke dreimal täglich eine Tasse. Am besten mit Honig oder braunem Kandis süßen.

Nerven stärken

Mit diesem Tee unterstützt Du Deine Ausgeglichenheit – oder gewinnst sie wieder. Wenn Dir auffällt, dass Du gereizter bist, damit nur noch stärker den Unmut Deiner Mitmenschen auf Dich ziehst, dann wird es Zeit gegenzusteuern. Ein Tee kann Dich gut unterstützen.

Zutaten

* Baldrian (Wurzel)
* Melisse (Kraut)
* Pfefferminze
* Basilikum
* Orangenblüten

Zubereitung

1 EL dieser Mischung mit 1/4 l kochendem Wasser übergießen, 5 Min. ziehen lassen und abseihen. Trinke dreimal täglich eine Tasse. Am besten mit Honig oder braunem Kandis süßen.

Ein Aufmunterer

Oft fehlt nicht viel und unsere Stimmung steigt wieder. Setze diesen Impuls mit einer Tasse Tee. Sehr für Morgenmuffel zu empfehlen, die in der Frühe erst in Fahrt kommen müssen. Deine Mitmenschen werden es Dir danken!

Zutaten

- 4 Teile Melisse (Kraut)
- 3 Teile Johanniskraut
- 2 Teil Pfefferminze

Zubereitung

1 EL dieser Mischung mit 1/4 l kochendem Wasser übergießen, 10 Min. ziehen lassen und abseihen. Trinke ein bis zwei Tasse täglich oder bei Bedarf. Am besten mit Honig süßen.

Aufwecken

Mit diesem Tee startest Du gut in den Tag. Mache ein wenig Sport, kurbele den Kreislauf an und genieße diesen Tee!

Zutaten

- 2 Teile Veilchen
- 3 Teile Meisterwurz (Wurzel)

Zubereitung

1 EL dieser Mischung mit 1/4 l kochendem Wasser übergießen, 5 Min. ziehen lassen und abseihen. Trinke morgens eine Tasse, aber auch gerne über den Tag verteilt etwa drei Tassen. Am besten mit Honig süßen.

Chai-Tee

Der Chai-Tee hat in den letzten Jahren enorm an Beliebtheit gewonnen. Sie werden hierzulande eigentlich nicht als Gesundheitstees wahrgenommen, obwohl sie aus der ayurvedischen Gesundheitslehre stammen. Ich spreche hier von „sie" denn eigentlich gibt es nicht DEN Chai-Tee, sondern sind eine Bezeichnung unterschiedlicher Gewürztees.

Der Tee kommt ursprünglich aus China und verbreitete sich schon vor Jahrhunderten über die Seidenstraße Richtung Westen. Chai heißt eigentlich Tee. Chai-Tee ist also doppelt-gemoppelt. Je nach Mischung und Mischungsverhältnis schmeckt der Tee jedes Mal anders. Erst später kamen die Erweiterungen mit Milch und Süße hinzu.

Heute kennen wir die würzigen Varianten – mit und ohne Milch. Aber auch fruchtige oder gekühlte Rezepte haben die Tee-Karte erweitert und schmecken in verregneten Herbsttagen in kalter Winterzeit oder erfrischen uns im Sommer.

Chai-Tee hat immer noch das Flair einer fernen Welt, schmeckt ausgezeichnet und tut einfach gut!

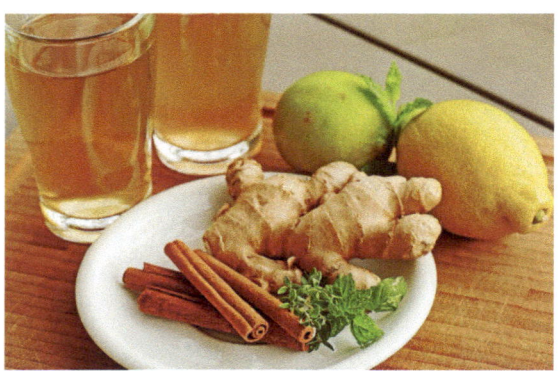

Chai-Tee – ein Klassiker

Diese Teemischung dient weiteren Chai-Tee-Zubereitung als Grundlage. Wie beschreiben, lässt sich die Mischung mit anderen Kräutern und Gewürzen erweitern – sei gerne kreativ!

Die wichtigsten Zutaten sind ...

• 1 Messerspitze gemahlenen Kardamom

• ca. 3 cm einer frischen Ingwerwurzel, geschält und in kleine Stücke geschnitten

• 1 El Fenchelsamen, zerstoßen

• 1 TL Anis

• 1 Stange Zimt

Weitere Zutaten, die u.a. zu einem Chai-Tee passen, sind: Pfeffer, Nelken, Pfefferminze, getrocknete Schalen von Zitrusfrüchten und Lavendelblüten

Zubereitung

Die Zutaten in einem Topf geben und mit ca. 600 ml Wasser zum Kochen bringen. Die Mischung umrühren und etwa eine Minute kochen lassen. Danach ca. 10-15 Minuten zeihen lassen. Danach alles durch ein Sieb abgießen und servieren.

Tipp: Wer den Tee als zu würzig oder scharf empfindet, kann gerne einen Schuss Milch hinzufügen (siehe auch Chai-Latte) oder man süße ihn mit Honig, Ahornsirup, Agavendicksaft oder Kokosblüte.

Chai-Tee mit Schwarztee

Setze einen Chai-Tee wie oben beschrieben an, mit …

Zutaten

- 1 Messerspitze gemahlenen Kardamom
- ca. 3 cm einer frischen Ingwerwurzel, geschält und in kleine Stücke geschnitten
- 1 El Fenchelsamen, zerstoßen
- 1 TL Anis
- 1 Stange Zimt

… und ca. 4 Messlöffel Assam-Tee

Zubereitung

Koche alle Zutaten zunächst aber OHNE den Assam-Tee auf. Gib den Schwarztee zu der siedenden Teemischung und nimm den Topf vom Herd. Lass alles ca. 10-15 Minuten ziehen und gieße die Mischung durch ein Sieb ab.

Chai-Tee Rooibos

Statt Schwarztee kannst du auch Rooibos-Tee verwenden.

Zutaten

- 1 Messerspitze gemahlenen Kardamom
- ca. 3 cm einer frischen Ingwerwurzel, geschält und in kleine Stücke geschnitten
- 1 El Fenchelsamen, zerstoßen
- 1 TL Anis
- 1 Stange Zimt
- 4 Messlöffel Rooibusch-Tee

Zubereitung

Gib alle Zutaten in einem Topf und gieße sie mit ca. 600 ml Wasser auf. Bringe alles zum Kochen und rühre die Mischung um. Lasse alles etwa eine Minute kochen. Nimm den Topf vom Herd und lass den Tee ca. 10-15 Minuten zeihen. Gieße die Mischung zum Schluss durch ein Sieb ab.

Chai-Latte

Dieser ist heute ein Klassiker in zahlreichen Cafés – ein kräftiger Chai mit heißer, aufgeschäumter Milch.

Zutaten

• Alle Zutaten des „klassischen Chai-Tee"; siehe oben

• 250 ml Milch

Zubereitung

Den Chai-Tee zubereiten, wie oben beschrieben. Den Tee auf Tee-Tasse verteilen und diese aber nur zu zwei Drittel füllen (Platz für den Milchschaum!). Erwärme in einem Topf ca. 250 ml Milch erwärmen (nicht kochen lassen! Das gibt zum einen eine große Schweinerei und zum anderen lässt sich heiße Milch schlecht aufschäumen.) Die Milch mit einem Schneebesen schaumig schlagen. Verteile die Milch mit Schaum auf die Tassen.

Tipp: Gesüßt schmeckt der Tee um einiges besser! Verwende dazu je nach Vorliebe Honig, Ahornsirup etc. Ein Hauch Zimt auf dem Milchschaum sieht nicht nur gut aus, unterstreicht auch das Aroma

Iced Chai

Auch der Chai-Tee eignet sich hervorragend als Erfrischungsgetränk. Hier ein Rezept für einen eiskalten Tee.

Zutaten

Alle Zutaten des „klassischen Chai-Tee"; siehe oben

- 1 Bio-Zitrone
- 1 Bio-Orange
- 1 Zweig marokkanische Minze
- 2 - 4 EL Ahornsirup oder anderes Süßmittel je nach Geschmack

Zubereitung

Den Chai-Tee zubereiten, wie oben beschrieben und abkühlen lassen. Zitrone und Orange in Scheiben oder Spalten schneiden. Das Obst, den Ahornsirup (o. ä.) und die Minze in einen Krug geben und mit dem gekühlten Chai-Tee übergießen. Den Krug anschließend mit reichlich Eiswürfel auffüllen. Möglichst in der Sonne genießen ;-)

Tipp: friere einen Teil des Tees in einen Eiswürfelbehälter ein. Nimm dann diese Eiswürfel zum Kühlen – dadurch verwässert der Tee nicht!

Frucht-Chai

Dies ist eine fruchtige Variante des Chai-Tees – nicht nur für den Sommer geeignet.

Zutaten

1 säuerlicher Apfel (z.b. Cox Orange, Holsteiner Cox)

2 Bio-Mandarinen

40 g getrocknete Aprikosen

1 Zimtstange

2 Sternanis

2 Gewürznelken

1 TL Kümmel

Zubereitung

Apfel und die Mandarinen schälen. Apfel in Spalten schneiden und entkernen. Getrocknete Aprikosen klein-schneiden.

Obst und die Gewürze in einen Topf geben und mit 800 ml kochendem Wasser übergießen. 10 Minuten ziehen lassen und abseihen. Mit braunem Zucker servieren.

Tipp: Schmeckt heiß im Herbst und in der Winterzeit aber auch gekühlt in heißen Sommertagen sehr erfrischend!

Liste aller Kräuter

Alle Kräuter, die in diesem Buch zur Zubereitung von Tees erwähnt werden, stellen wir im Folgenden kurz mit ihren Wirkungen vor. Viele Kräuter haben mehrere heilsame Eigenschaften, so dass sie in verschiedenen Rezepten auftauchen. Hier kannst Du nachschauen, welche Wirkung sie im Einzelnen haben. Sollte es wissenschaftlich (noch) nicht bewiesen sein, dass eine Wirkung bestehen, habe ich z. B. »keine hohe Evidenz« hinter der Erklärung geschrieben.

Ackerschachtelhalm: wirkt immunstärkende, antientzündliche und antimikrobielle; stärkt die Immunabwehr. Verwendet wird das Kraut.

Andorn: wirkt schleimlösend, fördern den Abtransport von Sekret, regt die Magen-Darm-Tätigkeit an und hilft bei Verdauungsstörungen wie z. B. bei Blähungen und Völlegefühl. Verwendet wird das blühende Kraut.

Anis: wirkt antibakteriell, löst festsitzenden Schleim, erleichtert das Abhusten, hemmt das Wachstum von Bakterien. Verwendet werden die Samen.

Augentrost: hilft gegen leichtere Augenbeschwerden wie Bindehautentzündungen, Lidrandentzündungen und Reizungen der Augen, wie Brennen, Augentrockenheit oder vermehrten Tränenfluss. Bei innerlicher Anwendung soll es bei Beschwerden der Schleimhäute, gegen Schnupfen und Husten, sowie Verdauungsbeschwerden helfen (bei innerlicher Anwendung keine Evidenz). Verwendet wird das blühende Kraut.

Baldrian: wirkt gegen nervösen Unruhezuständen, Angst- und Spannungszuständen, Reizbarkeit, Stress, Ein- und Schlafstörungen, gegen Neurasthenie, Neuralgien, Regelbeschwerden, Erregungszuständen während der Periode, Wechseljahrbeschwerden, Kopfschmerzen. Verwendet werden die Wurzeln, auch die Blüten.

Bärentraubenblätter: wirkt antibakteriell, insbesondere auf Erregern, die Harnwegsinfektionen auslösen können; außerdem antientzündlich und fördern so die Heilung der entzündeten Schleimhäute der Harnwege.

Bärlauch: wirkt blutdrucksenkend, antibakteriell, belebend. Verwendet wird das frische Kraut.

Basilikum: wirkt antibakteriell und schleimlösend bei Husten, gegen Symptome bei Erkältungserkrankungen, Blähungen und Magenverstimmungen. Wirkt, zyklusregulierend, krampflindernd bei Menstruationsproblemen und stimmungsaufhellend. Verwendet wird das frische Kraut.

Beifuß: lindert Magen-Darm-Beschwerden und wirkt gegen Krämpfe und Verstopfungen. Wirkt beruhigend und durchblutungsfördernd (die Kreislaufwirkung beruht auf einer geringen Evidenz). Verwendet wird das Kraut.

Benediktenkraut: wirkt appetitanregend und lindert Verdauungsbeschwerden; wirkt antimikrobiell und entzündungshemmend, somit wirkt es gegen fiebrige Erkrankungen. Verwendet wird das blühende Kraut.

Birkenblätter: wirken entwässernd und stoffwechselanregend.

Bitterklee: regt die Verdauung an, wirkt gegen Appetitlosigkeit.

Bockshornklee: verbessert das Blutbild (hoher Eisengehalt) wirkt blutzuckersenkend, stärkt Muskeln und Nerven; fördert der Milchbildung stillender Mütter. Verwendet werden die Samen.

Bohnenkraut: wirkt verdauungsfördernd, antibakteriell, antioxidant, antikanzerös, antiparasitär. Verwendet wird das Kraut.

Breitwegerich: wirkt antibakteriell, entzündungshemmend, immunsystemstärkend, hilft gegen Entzündung der Schleimhäute, gegen Husten und Atemwegserkrankungen. Verwendet werden die Blätter.

Brennnessel: wirkt harntreibend, gegen Blasenentzündung und vorbeugend gegen Nierengrieß. Verwendet werden das Kraut, Blätter und die Wurzeln bei Prostatabeschwerden.

Ehrenpreis: wirkt antimikrobiell und antioxidativ und unterstützen die Zellerneuerung. Wirkt bei Atemwegserkrankungen und Hautproblemen. Verwendet werden Blüten und Blättern.

Eibisch: gehört zur Familie der ↗ Malven. Wirkt beruhigend in Mund und Hals, lindert Hustenreiz und Heiserkeit. Schützt entzündete Schleimhaut. Verwendet werden die Wurzeln, Blätter und Blüten.

Eisenkraut: wirkt gegen Erkrankungen der Atemwege wie Husten, Asthma, Keuchhusten, löst festsitzendes Sekret aus Nase und Bronchien. Hilft beim Ein- und Durchschlafen, wirkt beruhigend und gegen Erschöpfungszustände und nervösen Störungen. Hilft bei Schmerzen, Krämpfen, Menstruationsstörungen und unterstützt die Milchbildung. Unterstützt bei Rheuma, Leber- und Gallenerkrankungen. Verwendet wird das blühende Kraut.

Engelwurz: wirkt gegen Appetitlosigkeit, Blähungen und Völlegefühl, Magenkrämpfen und Menstruationsbeschwerden. Hilft auch gegen Erschöpfungszustände. Verwendet wird die Wurzel.

Erdbeerblätter: reguliert die Darmtätigkeit, hilft bei Durchfallerkrankungen und Verstopfung. Lindert Gelenkschmerzen, besonders bei Gicht und Rheuma.

Eukalyptus: löst den Schleim aus den Bronchien und Nasennebenhöhlen. Fördert den Abtransport von Sekret; erleichtert so das Abhusten. Außerdem wird das Wachstum von Bakterien gehemmt. Verwendet werden die Blätter.

Fenchel: lösen festsitzenden Schleim aus den Bronchien, fördert den Abtransport von Sekret. Lindern Symptome von Husten und Schnupfen. Verwendet werden die Samen.

Frauenmantel: wirkt entzündungshemmend und antibakteriell, antioxidativ und krampflösend. Hilft bei Menstruations- und Wechseljahrbeschwerden. Wirkt regulierend auf den weiblichen Zyklus. Hilft bei leichtem Durchfall, beruhigend auf stressbedingte Symptome und Unruhe. Unterstützt die Durchblutung und wirkt regulierend auf den Blutdruck. Verwendet wird das ganze Kraut.

Gänsefingerkraut: wirkt adstringierend, krampflösend, entzündungshemmend, entspannend und blutstillend. Hilft gegen Magenkrämpfe, Durchfall, Entzündungen der Mund- und Rachenschleimhaut. Wirkt gegen Menstruationsbeschwerden, Krämpfe während der Periode, sowie gegen Blasenentzündung. Verwendet wird das ganze Kraut.

Geißraute: steigert die Milchsekretion stillender Mütter, senkt den Blutzuckerspiegel. Verwendet werden die Samen.

Gelber Enzian: appetit- und verdauungsanregend, hilft gegen Blähungen. Verwendet werden die Wurzeln.

Giersch: wirkt verdauungsanregend, stoffwechselanregend, dient als Zellschutz und als Hungerbremse. Verwendet werden alle oberirdischen Teile: Blätter, Knospen, Blüten und Früchte. Die Wurzeln sind giftig!

Goldrute: wirkt harntreibend, entwässernd, entgiftend, antientzündlich, leicht krampflösend; hat positive Effekte auf die Verdauung, Harnwege und Niere; wirkt gegen Durchfall, Arthritis, rheumatischen Erkrankungen und Gicht. Verwendet wird das ganze Kraut.

Hagebutte: wirkt entzündungshemmend, immunstärkend. Hagebutten haben einen hohen Gehalt an Vitamin C.

Hauhechel: wirkt harntreibend, gegen Blasen- und Harnwegsinfekte. Verwendet wird die Wurzel.

Herzgespann: hilft bei nervösen Herzbeschwerden, hohem Blutdruck, unterstützend bei Schilddrüsenüberfunktion, bei Atembeschwerden, starken Regelbeschwerden wie Krämpfe und starken Blutungen. Verwendet wird das getrocknete Kraut nach der Blüte.

Himbeerblätter: wirkt schmerzlindernd und stimmungsaufhellend, fördert die Durchblutung, regt Wehen an, entkrampft die Beckenbodenmuskulatur. Wirkt gegen Schwangerschaftsübelkeit, steigert die Milchproduktion stillender Mütter.

Hirtentäschel: reguliert den Blutdruck, wirkt blutstillend (geringe Evidenz). Wirkt regulierend auf Menstruationsbeschwerden. Stoppt Blutungen wie Nasen- oder Hämorrhoidenblutungen. Verwendet wird das ganze Kraut.

Holunderblüten: unterstützen bei Fieber, Schnupfen und Husten (keine hohe Evidenz).

Hopfenblüten: wirkt antibakteriell, antioxidativ, gegen Angstzustände, Depressionen, reguliert Tag-Nacht-Rhythmus und den Schlaf; hilft gegen Wechseljahrbeschwerden, Hautunreinheiten, macht Haare weich und sanft.

Huflattich: wirkt schleimlösend, entkrampfend und entzündungshemmend. Geeignet gegen Reizhusten, chronischen Husten, Asthma und allergischen Reaktionen. Verwendet werden Blüten und Blätter.

Ingwerwurzel: wirkt antibakteriell, antiviral und entzündungshemmend, wirkt antiemetisch, regt Stoffwechsel, Kreislauf und Durchblutung an.

Johanniskraut: wirkt stimmungsaufhellend, gegen mentale Erschöpfung und leichte Depression. Nützlich gegen leichte Hautentzündungen, Sonnenbrand und kleineren Verletzungen. Verwendet werden das blühende Kraut und die Blüten.

Kamillenblüten: wirkt entzündungshemmend, hindert das Wachstum von Bakterien. Hilft bei Entzündungen im Rachenbereich.

Kardamom: wirkt krampflösend, entzündungshemmend, gegen Menstruationsbeschwerden und gegen Atemwegserkrankungen und Erkältungen (geringe Evidenz). Verwendet werden die Kapseln der Kardamomstaude.

Klette: stärkt die Haarstruktur und wirkt gegen Schuppenflechte (geringe Evidenz).

Königskerze: wirkt antiviral und antibakteriell. Lindert Husten und Halsschmerzen, löst festsitzendes Sekret (keine hohe Evidenz). Verwendet werden die Blüten.

Kornblume: wirkt adstringierend, blutreinigend, erweichend, harntreibend und abführend. Verwendet wird die gesamte Pflanze mit Blüten und Früchten.

Kümmel: wirkt antimikrobiell, antioxidativ, entzündungshemmend, beugt Diabetes vor, senkt den Blutdruck, wirkt verdauungsanregend, lindert Blähungen, hilft gegen Kopf- und Zahnschmerzen, lindert Hustenreiz. Verwendet werden die Samen.

Labkraut: wirkt antibakteriell, antioxidativ, antikarzinogen. Hilft bei Blasenentzündung, Magen-Darmentzündung, Ekzeme, Hautleiden wie Flechten und Hautunreinheiten. Verwendet wird das getrocknete Kraut.

Lavendel: wirkt antibakteriell, antiviral, entzündungshemmend, beruhigend, angstlösend, stimmungsaufhellend, krampflösend, durchblutungsfördernd, schmerzlindernd. Hilft bei Einschlafstörungen, gegen depressive Verstimmungen, Verdauungs- und Menstruationsbeschwerden, Atemwegserkrankungen und Hautunreinheiten. Verwendet werden die früh blühenden Blüten mit Stängel.

Liebstöckel: wirkt harntreibend, verdauungsfördernd, reguliert die Menstruation, hilf gegen Blähungen. Verwendet wird das Kraut (geringe Evidenz).

Lindenblüten: wirkt schweißtreibende, beruhigende, löst Sekret und hat eine reizlindernde Wirkung (geringe Evidenz). Unterstützt gegen Erkältungssymptomen, Schleimhautentzündung und Husten.

Löwenzahn: wirkt gegen Magen- und Verdauungsbeschwerden, Erschöpfung und Abgeschlagenheit, Gelenkschmerzen durch Gicht und Rheuma, bei Beschwerden von Leber- und Galle, Nierenerkrankungen, unreine Haut. Verwendet werden Wurzel, Blätter und Blüten.

Mädesüß: wirkt entzündungshemmend, fiebersenkend, schweißtreibend und schwach antimikrobielle. Verwendet werden die Blüten, auch das ganze Kraut.

Majoran: wirkt antimikrobielle, schleimlösend, krampflösend, verdauungsfördernd, menstruationsregulierend, schmerzstillend und tonisch. Verwendet werden das Kraut und die Blüten.

Malve: wirkt schleimlösend, reizlindernd und beruhigend auf die Bronchien, hilft bei Reizhusten. Verwendet werden die Blüten.

Mariendistel: wirkt leberstärkend, anregend, entgiftend, harntreibend, krampflösend. Hilft bei erhöhten Leberwerten, verbessert die Leberfunktion, unterstützt Therapien bei Fettleber, Hepatitis und Leberzirrhose. Hilft gegen Allergien, da sie den Stoffwechsel anregt. Verwendet werden die Samen mit Schale.

Meisterwurz: wirkt antibakteriell, beruhigend, entblähend, harntreibend, schleimlösend. Hilft bei Erkältungen und Husten. Verwendet wird die Wurzel.

Melisse: hilft allgemein gegen Erkältungssymptomen wie Fiber und Gelenkschmerzen, hemmt das Wachstum von

Krankheitserregern, bakteriell wie viral (keine hohe Evidenz bei Erkältungskrankheiten).

Mönchspfeffer: wirkt krampflösend, fiebersenkend hormonregulierend. Hilft bei Menstruations- und Wechseljahrbeschwerden, insbesondere bei Stimmungsschwankungen vor der Periode und beim prämenstruellen Syndrom wie z. B. geschwollene Brüste. Verwendet werden die Blätter und Früchte.

Myrte: wirkt entzündungshemmend, schmerzlindernd, fördert die Schleimproduktion und wirkt schleimlösend. Hilft bei Bronchitis und Husten. Verwendet werden Blätter und Früchte.

Gewürz Nelken: wirkt antibakteriell, fungizid, schmerzstillend, schweißtreibend, beruhigend, krampflösend, appetit- und Verdauungsanregend.

Orangenblüten: wirken gegen Angstzustände, nervöse Unruhe, Stress und Antriebslosigkeit.

Passionsblume: wirkt adstringierend, angstlösend, beruhigend, krampflösend. Wirkt primär gegen Schlaflosigkeit, löst Angstzustände unterstützt bei Wechseljahrbeschwerden. Verwendet wird das Kraut.

Pestwurz: wirkt beruhigend, entzündungshemmend, harntreibend, krampflösend, menstruationsfördernd, schleimlösend, schmerzstillend. Wird eingesetzt gegen Migräne, Heuschnupfen und Asthma. Außerdem gegen Krämpfe und Koliken im Darm sowie Menstruationsbeschwerden. Verwendet werden die Blätter oder der Wurzelstock

Pfeffer: wirkt antimykotisch, antioxidativ, antikarzinogene, schleimlösend, entzündungshemmend und antimikrobisch. Wirkt verdauungsanregende, reguliert den Blutzucker und hat eine antiasthmatische Wirkung; unterstützt die Aufnahme von Nährstoffen, hilft bei Verdauungsproblemen, Erkältungen und rheumatischen Beschwerden sowie Muskelschmerzen.

Pfefferminz: wirkt positiv und regulierend auf den Magen-Darm-Trakt, abführend und gegen Blähungen. Wirkt gegen Spannungskopfschmerz, bei Verspannungen und Muskelkater. Reduziert die Milchmenge stillender Mütter. Verwendet werden die Blätter.

Queckenwurzel: wirkt antibakteriell, entwässernd, lindernd, blutzuckersenkend, entgiftend, immunsystemstärkend. Hilft bei Bronchitis und Atemwegserkrankungen, Erkrankungen der Niere und Blase, gegen Verdauungsproblemen wie Magenschleimhautentzündung, Verstopfung, aber auch bei stoffwechselbedingten Hauterkrankungen wie z. B. Akne

Ringelblume: wirkt abschwellend, adstringierend, antibakteriell, fungizid, anregend, entzündungshemmend, krampflösend. Unterstützt bei Hautproblemen wie z.b. Entzündungen, Hautunreinheiten, Sonnenbrand, Verbrennungen oder Blutergüssen. Unterstützt die Verdauung, lindert Brechreiz, leicht abführende Wirkung. Verwendet werden die Blüten und Blätter.

Rosmarin: wirkt entzündungshemmend, antimykotisch, antidiuretisch, antioxidativ. Wirkt positiv auf das Verdauungssystem, reguliert den Blutzucker, wirkt gegen Menstruationsprobleme, pflegt Haut und Haare. Verwendet werden die Blätter, auch die Blüten.

Salbei: wirkt antimikrobiell, antiviral, schweißtreibend, reduziert den Speichelfluss und die Milchmenge stillender Mütter. Hilft gegen Entzündungen im Mund, Halsbereich und der oberen Atemwege. Verwendet werden die Blätter.

Schafgarbe: wirkt beruhigend, blutdrucksenkend, erweitert die Bronchien. Nützlich bei Unruhe und Schlafstörungen, Erkältungen und Asthma sowie bei Herz-Kreislauferkrankungen. Verwendet werden das ganze, blühende Kraut oder die Blüten.

Schlüsselblume: fördert die Schleimproduktion, erleichtert das Abhusten. Insbesondere geeignet gegen Husten, chronischen Husten und Asthma. Verwendet werden der Wurzelstock (Rhizom) und die Wurzeln sowie die Blüten.

Sennes: wirkt stark abführend. Verwendet werden die Blätter.

Spitzwegerich: wirkt entzündungshemmend und antibakteriell, stimulieren das Immunsystem und hemmen den Hustenreiz. Verwendet werden die Blätter.

Stiefmütterchen: wirkt antibakteriell, entzündungshemmend, harntreibend, krampflösend, schleimlösend, schmerzstillend, stoffwechselanregend. Unterstützt primär die Anregung des Verdauungstraktes und des Stoffwechsels. Auch geeignet bei Husten, Harnwegsproblemen, Hautunreinheiten und Ausschlägen. Verwendet wird das ganze Kraut.

Süßholzwurzel: wirkt antibakteriell, abführend, entzündungshemmend, beruhigt die Schleimhäute. Wird verwendet bei Erkältungen, Husten und Heiserkeit, sowie bei Atemwegserkrankungen und Verdauungsbeschwerden.

Taubnessel: wirkt antibakteriell, entzündungshemmend, entkrampfend, antioxidativ, gallenflussfördernd, immunstärkend. Hilft bei Verdauungsstörungen, Magen- und Darmbeschwerden, Entzündungen im Hals- und Rachenbereich. Verwendet wird das ganze Kraut.

Tausendgüldenkraut: wirkt anregend, speichel- und magensekretanregend, entzündungshemmend, schmerzlindernd. Hilft bei Magen-Darm-Beschwerden, Appetitlosigkeit, Blähungen sowie Völlegefühl, hilft gegen Fieber, senkt den Blutzucker- und Cholesterinspiegel. Verwendet wird der oberirdischen Teile der blühenden Pflanze

Teufelskralle: wirkt entzündungshemmend, abschwellend und leicht schmerzstillend. Zur Behandlung von Gelenkschmerzen und Arthrose. Verwendet wird die Wurzelknolle.

Thymian: wirkt beruhigend auf die Schleimhäute, besonders bei Reizhusten, schleimlösend, erleichtert das Abhusten. Verwendet wird das ganze Kraut.

Veilchen: wirkt antibakteriell, schleimlösend und beruhigt die Schleimhäute, insbesondere bei Husten und Bronchitis einzusetzen. Verwendet werden die Blüte, auch die Wurzel.

Wacholder: wirkt antibakteriell, fungizid, antiviral, blutbildend, kreislaufstärkend, harntreibend, schleimlösend, schmerzlindernd, schweißtreibend, stoffwechselanregend. Wird primär gegen Husten, Bronchitis und zum Lösen von Sekret eingesetzt sowie zum Anregen des Stoffwechsels und gegen Entzündungen im Verdauungstrakt. Verwendet werden die Beeren. Junge Triebe, Holz und Wurzel sind ebenfalls geeignet.

Waldmeister: wirkt beruhigend, blutreinigend, gefäßstärkend (Venenleiden und Krampfadern!), krampflösend, schweißtreibend, vermindert die Blutgerinnung (Achtung!). Hilft primär gegen Kopfschmerzen und Migräne. Wirkt gegen Schlafstörungen und Unruhe. Verwendet wird das Kraut, am besten vor der Blütezeit.

Walnussblätter: wirkt blutreinigend und gegen Hautprobleme.

Wasserdost: wirkt antibakteriell, antibiotisch, fiebersenkend, immunstimulierend, antikarzinogen, kreislaufstärkend, schweißtreibend, gallenflussfördernd. Gut geeignet bei aufkommender Erkältung. Verwendet wird das ganze Kraut.

Wegwarte: wirkt adstringierend, anregend, blutreinigend, entzündungshemmend. Unterstützt bei Hautunreinheiten, Verdauungsproblemen, Appetitlosigkeit, gallenflussfördernd. Verwendet werden die Blätter und Wurzel.

Weidenrinde: wirkt entzündungshemmend, harntreibend, schmerzstillend, fiebersenkend. Inhaltsstoff Salicin, aus dem das Schmerzmittel Acetylsalicylsäure hergestellt wird.

Weinraute: wirkt durchblutungsfördernd, menstruationsfördernd, hilft bei Wechseljahrbeschwerden wie Hitzewallungen. Hilft gegen Verdauungsbeschwerden, löst Krämpfe im Magen-Darmtrakt. Verwendet werden die Blätter.

Weißdorn: wirkt antioxidativ, hilft und wirkt vorbeugend bei Herz-Kreislauf-Beschwerden und mangelnder Durchblutung der Herzkranzgefäße, regeneriert die Herzleistung. Verwendet werden die Blüten, auch die Blätter.

Zimt: wirkt antibakteriell, reguliert Blutzucker- und Cholesterinspiegel, appetit- und darmanregend, gegen Völlegefühl und Blähungen, lindert Erkältungssymptome.

Zistrosen: wirkt antioxidativ, antibakteriell, immunstimulierend, lindert Erkältungssymptome. Gegen Entzündungen im Mund- und Rachenbereich. Positiven Effekt auf die Haut bei Akne und Neurodermitis. Schützt die Darmflora, hilft gegen Durchfall. Schützt die Blutgefäße und reguliert den Cholesterinspiegel. Verwendet werden die Blätter.

Zitronengras: wirkt antibakteriell, antimykotisch, entzündungshemmend, antioxidativ, ausgleichend für Cholesterin und Blutzucker, beruhigend, schmerzlindernd und krampflösend. Verwendet werden die Stiele der Pflanze.

... und noch zum Schluss

Ich hoffe, dass Du einige wirkungsvolle Rezepte gefunden hast und Du Linderung oder gar Heilung erfahren konntest. Ich möchte Dir noch mal ins Gewissen reden, einen Arzt zu fragen, wenn Du ernsthafte Probleme hast, denn oftmals kann man Dir helfen und viele schlimme Krankheiten können im Frühstadium gut behandelt werden. Achte auch auf Überempfindlichkeiten – es wäre schlimm, wenn Dir ein Tee mehr Probleme bereitet, als Du vielleicht sowieso schon hast.

Alltagsleiden wirst Du mit diesen Naturheilverfahren sicher gut in den Griff bekommen. Leidest Du unter einer chronischen Erkrankung und kennst Deinen »Feind«, dann wünsche ich Dir, dass Du hier gute Unterstützung finden konntest.

Alles Gute –

und pass auf Dich auf!

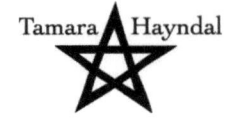

Tamara Hayndal

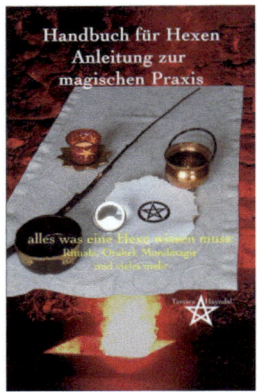

Handbuch für Hexen - Anleitung zur magischen Praxis: alles was eine Hexe wissen muss: Rituale, Orakel, Mondmagie und vieles mehr

Taschenbuch, 132 Seiten
ISBN-13: 978-3842380110

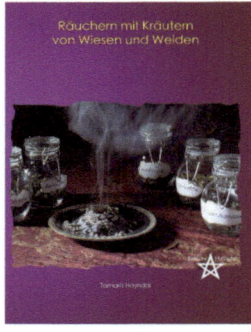

Räuchern mit Kräutern von Wiesen und Weiden

Taschenbuch, 104 Seiten
ISBN-13: 978-3735782304